AF660658

दिव्य प्राणायाम

प्राणायाम। मुद्रा। बंध। अंतर कुंभक। बाह्य कुंभक

लेखक

योगाचार्य श्री धनपाल कृष्णाजी देशमुख

TANEESHA
PUBLISHERS

Title : Divya Pranayam
Author : Yogacharya - Dhanpal Krishnaji Deshmukh
Edition : First (May, 2025)
ISBN : 9789349789357

Copyright © 2025, All Rights Reserved by Author

Published by

TANEESHA PUBLISHERS | *A Venture by -* **PRACHI DIGITAL PUBLICATION**

Regd. Add.: 254, Khuriyakhatta No. 10, Bindukhatta,
Lalkuan, Nainital - 262402, Uttarakhand, India
Website : www.taneeshapublishers.in
E-mail : taneeshapublishers@gmail.com
Phone : +91 8454 812712, +91 8057 812712

Printed by :
Manipal Technologies Limited, Bengaluru - 560001, Karnataka

COPYRIGHT NOTICE & PUBLISHER DISCLAIMER

Copyright rights of this book including compositions, descriptions, statements, opinions included in this book are reserved by the author, so no any part of this book shall be reproduced partially electronic or mechanical (including film, serial, photographic, without the written permission of the author Recording, any newspaper, magazine, literary portal news portal, blog or translation into another language) in any manner whatsoever without written permission from the author, except in the case of brief quotations embodied in critical articles and reviews. If a person or institution attempts to do so, they will be responsible for the legal action.

Disclaimer : This book has been published with all efforts taken to make the material error-free after the consent of the author. However, the author and the publisher do not assume and hereby disclaim any liability to any party for any loss, damage, or disruption caused by errors or omissions, whether such errors or omissions result from negligence, or any other cause. While every effort has been made to avoid any mistake or omission, this publication is being sold on the condition and understanding that neither the author nor the publishers or printers would be liable in any manner to any person by reason of any mistake or omission in this publication or for any action taken or omitted to be taken or advice rendered or accepted on the basis of this work. For any defect in printing or binding, the publisher will be liable only to replace the defective copy by another copy of this book then available through the same seller or distributor where purchased it.

मनोगत

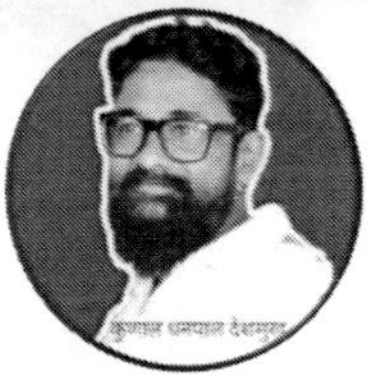

आदरणीय योगाचार्य श्री धनपाल कृष्णाजी देशमुख इन्होने आज तक योग पर आधारित 5 किताबे प्रकाशित की हैं जिनमे – (1) योगारंभ (2) दिव्य योग (3) मधुमेह यौगिक उपचार (4) कठिन रोगों का यौगिक इलाज (5) ध्यान के 18 प्रकार। यह पांच किताबे प्रसिद्ध और लोकप्रिय होने के बाद "दिव्य प्राणायाम" यह उन्होंने लिखी किताब अत्यंत महत्वपूर्ण तथा प्राणायाम और योग करने वाले सभी साधकों को बहुत ही लाभप्रद साबित होगी ऐसा मेरा दृढ़ विश्वास हैं।

दिव्य योग किताब में सभी प्राणायामो का विश्लेषण दिया हैं उनमे (1) नाड़ीशोधन प्राणायाम (2) भ्रामरी प्राणायाम (3) मूर्च्छा प्राणायाम (4) चंद्रभेदन प्राणायाम (5) सूर्यभेदन प्राणायाम (6) भस्त्रिका (7) कपालभाती प्राणायाम (8) शितली–शितकारी प्राणायाम (9) काकी प्राणायाम तथा (10) प्लाविनी प्राणायाम इनके साथ बंध तथा कुंभक के साथ प्राणायाम करने की पद्धती बताई है। जिसमें अंतर कुंभक तथा बाह्य कुंभक के साथ बंध लगाने की विशेष पद्धती का विवेचन दिया है जो साधकों की दिव्य शक्ति बढ़ाने का काम करेगी। अंत में प्राणायाम में श्वास के साथ एक वैश्विक शक्ति का संचलन हमारे संपूर्ण शरीर, नसनाड़ी तथा अष्ट चक्रों को प्रभावित करता है। यह सभी सरल – साधी हिंदी भाषा में सचित्र बताया है जो सभी योग प्रेमियों को फायदेमंद साबित होगा।

कुणाल धनपाल देशमुख
सेक्रेटरी जनहिताय संस्था,
भिवंडी

अनुक्रमणिका

दिव्य प्राणायाम

"प्राणायाम" "मुद्रा बंध" "अंतर कुंभक" "बाह्य कुंभक"

जनहिताय संस्था (रजि. नोंदणी क्र. 439 / 2013)

प्रकाशक : योगा टुडेज हेल्थ

स्थल :– 231 बाजारपेठ, वाणी आली, भिवंडी – 421308

मो.नं. 8080068800

B1-203, माधव संसार खडकपाडा कल्याण पश्चिम

—: लेखक :—

योगाचार्य – श्री. धनपाल कृष्णाजी देशमुख

—: मुख्यपृष्ठ रचना तथा सजावट :—

पंकज धनपाल देशमुख

—: विशेष सहकार्य :—

कुणाल धनपाल देशमुख

शब्द रचना : गीता बारिया

—: छायाचित्रे :—

01)	सौ वर्षा देशमुख	08)	सौ वर्षा पाटिल	15)	स्वराज देशमुख
02)	सौ अनिता यादव	09)	सौ जया सांगोले	16)	निमय देशमुख
03)	सौ गीता बारीया	10)	सौ ज्योती ऐवले	17)	सागर भोईर
04)	सौ अंजली कुलकर्णी	11)	कु॰ झील यादव	18)	राजाराम कुशनवार
05)	सौ वैशाली गायकर	12)	सौ आरती गोपाळे	19)	धनपाल देशमुख
06)	सौ मनिषा सिंग	13)	दिपाली देशमुख		
07)	सौ मीनाक्षी देशमुख	14)	आदिती देशमुख		

गुरुर्ब्रह्मा गुरुर्विष्णु गुरुर्देवो महेश्वरः।

गुरुः साक्षात परब्रम्ह तस्मै श्री गुरवे नमः ।।

सदाशिव समारंभाम् शंकराचार्य मध्यमाम्।

अस्मदाचार्य पर्यताम् वंदे गुरु परंपराम्।।

भारत में प्राणायाम की जानकारी पांच हजार साल से हैं। भगवद्गिता में इसका विवरण मिलता है।

अपाने जुह्वति प्राणं प्राणेऽपानं तथा ऽपरे।

प्राणापान गती रुद्ध्वा प्राणायामयरायणाः।।

याने कुछ ऋषी–मुनी तथा कुछ साधक बाहर छोड़ने वाले श्वास को, अंदर भरी जाने वाली श्वास में रोककर यज्ञ के रूप में अर्पण करते हैं। याने रेचक को पूरक में मिलाकर प्राणायाम करते हैं। कुछ–कुछ साधक प्राणायाम की कठिन क्रियाओं द्वारा अंदर की तथा बाहर की श्वासो को रोककर प्राणवायू को नियंत्रित करते हैं। अपने प्राणो पर नियंत्रण करना ही प्राणायाम हैं। यह उल्लेख भगवद्गीता के २६ वे श्लोक का अर्थ हैं।

प्रत्येक प्राणी के शरीर में प्राण व्याप्त रहता है जिसे प्राणमय कोष कहते हैं। प्राणमय कोश अतिसुक्ष्म होता हैं। जिसे हम कायम रूप से रखकर श्वासो श्वास द्वारा नियंत्रित करते हैं। अन्न द्वारा, विचारो द्वारा तथा क्रियाओं द्वारा भी हम

प्राणायाम कर सकते हैं। इस तरह प्राण की क्रियाओं के 5 प्रकार होते हैं।

1 विषयों का ज्ञान प्राप्त करने की क्रिया

2 बाहर छोड़ने की क्रिया

3 अन्न को पचाने की क्रिया

4 अन्न द्वारा निर्मित खून को फैलाने की क्रिया

5 मानसिक तथा बौद्धिक स्तर पर जीवन उन्नत करने की क्रिया

यह सभी क्रियाये अपने आप कंट्रोल करना प्राणायाम द्वारा संभव होता हैं। इससे साधक की आध्यात्मिक प्रगती होकर उसे ध्यानावस्था में आग्रेसर होने की क्षमता प्राप्त होती है।

श्वासोश्वास प्राणायाम का माध्यम है। यह 4 अवस्था में बटा है।

1 पूरक :– श्वास लेना

2 अंतर कुंभक :– श्वास सिने मे भरकर रोककर रखना

3 रेचक :– श्वास को छोडना

4 बाहय कुंभक :– श्वास को बाहर छोडने के बाद श्वास को अंदर न भरते हुये श्वास रहित अवस्था में रुकना इन्ही के विविध परिवर्तन और नियंत्रण के द्वारा विविध प्रकार के प्राणायाम बनते हैं। पूरक तथा रेचक की अलग–अलग क्षमता और श्वास भरके रुकना तथा श्वास रहित अवस्था में रुकना कुंभक है और यही महत्वपूर्ण हैं। इसी के सहारे नसनाड़ीयों में प्राण को प्रविष्ठ करने हेतू अधिक समय मिलता है। श्वास के जरिये अपनी विविध शारीरिक क्रियाये चलती है और मन से भी श्वास प्रणाली का गहरा संबंध होता है।

श्वास को नियंत्रण में रखने से हम शरीर, मन तथा बुद्धी को प्रभावित कर सकते हैं। हमारे शरीरांतर्गत 72000 नसनाड़ियाँ होती है। उसी तरह अनेक सुक्ष्म कोशिकाये होती हैं इन्हें शुद्ध करने का अति उत्तम कार्य प्राणद्वारा तथा प्राणायाम द्वारा होता हैं।

प्राणायाम द्वारा प्राण का प्रवाह सभी नस नाडियो में अच्छी तरह होने के साथ–साथ सभी चक्रो का जागरण होता हैं। चक्रों की जागृती होने के पश्चात साधक को अनेक अनुभूतियां होने लगती है। अभ्यासीयों को अष्टांग योग में बताये गये यम, नियम और आसनों के पश्चात प्राणायाम का अभ्यास करना चाहिये। प्राणायाम के अभ्यास से ही सही मात्रा में योगाभ्यास शुरू होता है।

प्राणायाम क्या हैं।

योग पूर्ण जीवन का विज्ञान हैं। प्राणायाम हमारे आंतरिक तथा सामाजिक क्षेत्र में बदलाव लाने की एक कला है। संसार में होने वाली सभी क्रियाये जैसे पेड़ का उगना, फुलों का महकना, पानी का बहना, जीव जंतुओं का निर्माण यह सभी क्रियाये प्राण के द्वारा ही होती है। शरीर की अती सूक्ष्म गतीविधियाँ, यहाँ तक के पलकों का झपकना तथा सृष्टी में होने वाली बड़े से बड़ी हलचल या बदलाव इसी प्राण के जरिये होते हैं। सजीव–निर्जीव सभी प्राण के जरिये ही जीवित हैं। संसार की सारी क्रियायें प्राणशक्ति द्वारा ही होती हैं। हवा का बहना, नदी का प्रवाह गाड़ियों का चलना, बारिश, समंदर, सभी मौसम यह सब कुछ इसी प्राण के द्वारा ही कार्यरत है। अगर प्राण निकाल दिया जाये तो यह संसार ही नष्ट हो जायेगा।

प्राणशक्ति वश में करने से हमारी सभी प्रकार की शारीरीक, मानसिक बौद्धिक तथा आध्यात्मिक शक्तियाँ विकसित होती है। पूरे शरीर में सही मात्रा में प्राण का प्रवाह होने की वजह से सभी श्वसन शक्तियों को हम अतिकार्यकुशल बना सकते हैं।

दह्यते ध्यायमानानां धातूनां हि यथामलाः।

तथेद्रियाणां दह्यन्ते दोषाः प्राणस्थ निग्रहात ।।

जैसे अग्नी के सानिध्य से धातुओं को तपाकर उसमे से अशुध्दता निकाली जाती है। उसी प्रकार प्राणायाम द्वारा शरीर और इंद्रियों के दोष निकाले जाते हैं और चित्त की एकाग्रता होती हैं। इस एकाग्रता की तथा लयबध्दता की हमें आदत होती है। यह आदत मन को शान्त करके शरीर के नस नाडियों को अधिक शक्तिशाली और कार्यक्षम बनाती हैं।

जिनके श्वसन की गती मंद रहती है उनका आयुमान ज्यादा रहता है। कछुआ, हाथी, अजगर इत्यादी प्राणी अपनी श्वास को मंद गती से लेते हैं, इसलिये उनकी आयुमान ज्यादा होती हैं। लेकिन कुत्ता, खरगोश इन प्राणियों का श्वसन जल्द होता है इसलिये उन की आयुमान कम होती है। लयबध्द तथा मंद श्वसन से हमारी हृदय की कार्यक्षमता मजबूत बनती है। प्राणायाम द्वारा हम अपनी श्वसन प्रणाली को लयबध्द बनाते है। प्राणायाम सीखने के बाद हमारी अवस्था केवल कुंभक की हो जाती हैं। केवल कुभक यह ध्यान की उच्चतम अवस्था है। इससे मनःशान्ती होती है और आत्मविश्वास बढता हैं। आध्यात्मिक स्तर बढ़ता है और हमे मन में ब्रम्हांड की अनुभूती मिलती हैं। जिससे हमे अष्ट सिद्धियां प्राप्त होती है।

— पंचकोश —

योग के अनुसार अपने भीतर पंचकोश होते हैं। मनुष्य हर समय इन पंचकोश में रहता है जिस का विस्तार स्थूल से सुक्ष्म तक होता है।

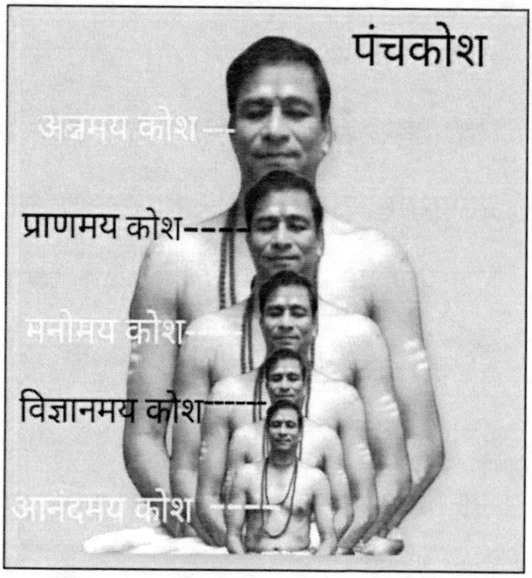

1 अन्नमय कोश
2 प्राणमय कोश
3 मनोमय कोश
4 विज्ञानमय कोश
5 आनंदमय कोश

मानव का अस्तित्व उपरी पाँच भागों में बटा है जिन्हें पंचकोश कहते हैं। हर कोश का दूसरे कोश से संबंध होता है। इसलिये वह एक दूसरे को प्रभावित करता है।

1 **अन्नमय कोश** :– अन्न से निर्मित यह हमारा जड शरीर होता है। जिस प्रकार पृथ्वी, ग्रह, तारे यह दिखाई देने वाले जड़ जगत हैं वैसे ही हमारा शरीर भी जड जगत काही बना है। यह अन्न से बना शरीर "अन्नमय कोश" कहलाता है। इसलिये अन्न को ब्रम्ह कहा गया है। इस सर्व प्रथम कोश को आत्मा खुद महसूस करता है। इसमें हमें शरीर के अलावा सभी प्राणी, पेड़ पौधे और लताओं का शरीर भी अन्न से बनता है। इस नश्वर शारीर को हम सब कुछ मानते हैं और भोग–विलास में मग्न रहते हैं। इसी लिये इसे तमोगुणी कहलाते है। इस जड जगत से भी और महत्वपूर्ण कुछ हैं। जड का अस्तित्व मानव के पहले का है ? वृक्ष, पृथ्वी इनसे भी पहले का हैं। पहले 5 तत्व अस्तित्व में थे। अग्नी, जल, वायू, पृथ्वी और आकाश इन पंच तत्वो की सत्ता थी। इन्ही 5 तत्वों को शक्ति कहते हैं। इसी जड़ अवस्था में प्राण, मन और बुद्धी यह सुप्त अवस्था में मौजूद है। इनकी शुद्धता के लिये योग का अभ्यास करते समय यम, नियम आसन, प्राणायाम, प्रत्याहार, धारणा, ध्यान और समाधी इनका अभ्यास किया जाता है।

2. **प्राणमय कोश :–** दूसरा कोष प्राणमय होता है। प्राणमय कोश द्वारा अन्नमय कोश से ज्यादा अनुभूती होती है। भौतिक शरीर से अधिक सुक्ष्म अनुभूती होती है। यह कोश संपूर्ण शरीर में फैला हुआ है। श्वास लेने से हमारे अन्नमय कोश से स्पंदन बाहर जाता है। इस स्पंदन से हमारे चारों तरफ तरंगे फैलती है। यही प्राणमय कोश है। उत्तम श्वसन क्रिया करने वाले मनुष्य परिपूर्ण श्वास लेते है तो प्राणमय कोश उत्तम अवस्था में होता हैं। यह प्राणायाम द्वारा सहज साध्य हैं। भौतिक तथा प्राणिक शरीर मिलकर मानव शरीर की रचना होती है जिसे आत्म नगरी कहते हैं। प्राणीक शरीर भौतिक शरीर से अधिक सूक्ष्म होता हैं।

3. **मनोमय कोश :–** मन से बना हुआ कोश मनोमय कोश कहलाता है। हम जो देखते हैं, सुनते हैं, याने हमारे पांचो इंद्रियो द्वारा संदेश दिमाग तक जाने के बाद वहा सूचना एकत्रित हो जाती हैं। मस्तिष्क से हमारी भावनाओं के अनुसार रसायन प्रवाहित होते हैं। इसी से हमारे विचार बनते हैं। विचारों के अनुसार मनमें तरंगे ऊठती हैं। इस प्रकार प्राणमय कोश के बाहर एक आवरण बन जाता है जिसे "मनोमय कोश" कहते हैं। इसके अनुभुती का स्तर चेतन मन हैं। दो स्थूल कोशो को जोडने वाला याने अन्नमय एवम् प्राणमय कोशो को एक साथ धारण करता है। जो बाहरी और आंतरिक कोश के बीच का एक सेतू (पूल) है। यही बाहरी संवेदना आंतरिक कोश को देता है।

4. **विज्ञानमय कोश** :– अंतर्ज्ञान या सहज ध्यान से बना कोश विज्ञानमय कोश होता हैं। जो कोश चित्त के स्तर पर रहकर अचेतन मन को जोडता हैं। विज्ञानमय कोश मनोमय कोश में व्याप्त रहता है। लेकिन मनोमय कोश से विज्ञानमय कोश और सुक्ष्म होता है विज्ञानमय कोश स्वतंत्र वैयक्तिक और सार्वभौमिक मन के बीच का दुवा है। अंतरीक ज्ञान इसी से चेतन मन को प्राप्त होता है। जब विज्ञानमय कोश जागृत होता है तब मनुष्य को अंतर्ज्ञान होता है और जीवन का सही अर्थ अनुभव होता हैं। इसी से ज्ञान वृध्दींगत होने लगता हैं।

5 आनंदमय कोश :– आनंद की अनुभुती से बना यह कोश है चेतन और अवचेतन मन का संपर्क प्राणमय कोश द्वारा होता हैं, जो आनंद का स्तर हैं। मनुष्य प्राणियों के जन्म का सही अर्थ तथा अपना स्वरूप है जो सदा आनंदमय होता है। जिसकी सही पहचान इस कोश के द्वारा होती है।

सभी 5 कोशों में, प्राण व्याप्त हैं। यही प्राण सभी कोशों का पोषण, भरण करता हैं। एक दूसरे कोश से संपर्क तथा संबंध प्राण द्वारा ही होता हैं। अन्नमय से मनोमय, मनोमय से विज्ञानमय, तथा विज्ञानमय से आनंदमय कोश में जाने के लिये प्राणमय कोश का माध्यम का कार्य करता है।

प्राण के सक्रिय होने पर भौतिक, मानसिक तथा आध्यात्मिक यह सभी स्तर उच्च कोटी के बनते हैं। अभ्यास के अनुसार साधक प्राण के प्रती जानकार बनता है। तब प्राण जागृत होता है और साधक प्राण प्रवाह को जानता है। साधक को प्राण के रंगरूप की अनुभुती सभी जगहो पर होने लगती है।

अन्नमय कोश से हमें अपने स्नायुओं की अनुभूती ऊर्जा के रूप में होती है। तथा मनोमय कोश में हमे प्रकाश की अनुभुती होती हैं। अगर हम सातत्यपूर्ण ध्यान देकर मनोमय कोश का अभ्यास करेंगे तो हम विज्ञानमय कोश तक पहुंचेंगे। इस अवस्था की गहराइयो मै हमे आवाज, सुगंध तथा दृष्य दिखाई देने लगते हैं। जब विज्ञानमय कोश तक हम पहुंचेंगे तो हमे अधिक प्रयास करते हुये एकाग्रता बढाने की आवश्यकता होती है। गहरी ध्यान अवस्था प्राप्त होने के बाद विज्ञानमय कोश शुध्द होता हैं। साधक इस उपरांत आनंदमय कोश में प्रवेश करता है। साधक तेजस्वी बनता है तथा उसे सभी वस्तु प्रकाशमय नजर आती है। योगी आनंदमय कोश में ही रहना पसंद करता है। इसी अवस्था मे योगी को छठे कोश की अनुभूती प्राप्त होती हैं जिसे आत्ममय कोश कहते है। आत्ममय कोश की अनुभूती से साधक के सभी सुख दुःख की भ्रांती निकल जाती है। सारा संसार एक आनंदमय सागर सा महसूस होता है। संपूर्ण जगत सत्य, आनंद संतोष से उत्पन्न हुआ प्रतित होता है। तब साधक को सिद्धपुरुष के नाम से जाना जाता है।

—: अष्ट चक्र :—

हमारे शरीर में आठ चक्र होते हैं। उन चक्रो द्वारा हमें ऊर्जा प्राप्त होती हैं। ब्रम्हांड से आने वाली ऊर्जा इन्हीं चक्रो द्वारा प्राप्त होती हैं। इनमे से 6 चक्र हमारी रीढ़ की हड्डी में

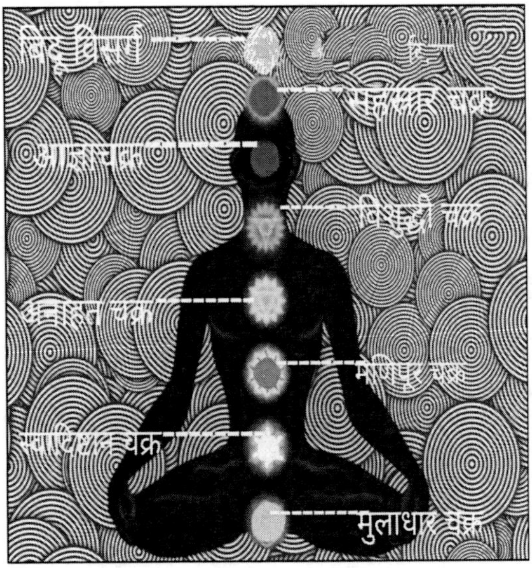

स्थित है। सहस्त्रार और बिंदू विसर्ग यह दोनो चक्र हमारे खोपडी के अंदर स्थित हैं। इनके जागृत होने से कुंडलीनी शक्ति, प्रभावित होती है।

इन आठ चक्रों की शुरुवात मूलाधार चक्र से होते हुये याने नीचे से ऊपर की तरफ बिंदू विसर्ग तक होती हैं। योगद्वारा इन सभी चक्रों को क्रमशः नीचे से उपर तक, याने मूलाधार से बिंदू विसर्ग तक जागृत किया जाता हैं। इससे हमारा आध्यात्मिक स्तर उभरने लगता है।

1 **मुलाधार चक्र** :– यह चक्र मलद्वार (गुदास्थान) और जननेंद्रिय के बीच रीढ़ की हड्डी के सबसे निचे वाले हिस्से में स्थित हैं। यहाँ के विचार सकारात्मक (Positive) होते हैं। इस जगह पर कुंडलीनी शक्ति का निवास स्थान है। इसे संसार के प्रत्येक वस्तु के निर्माण का केंद्र माना जाता हैं। यह केंद्र प्राण के उत्पत्ती का माना जाता है। जिस समय यह चक्र जागृत होता है तब अध्यात्मिक अनुभुतियाँ उत्पन्न होती हैं। इसका संबंध अन्नमय कोश से होता है। अनेक ग्रंथो में चक्रो के रंग अलग–अलग बताये है। हमने इसे पीले रंग के चार पंखड़ियों वाले फूल के रूप में माना है। यहां का बिजमंत्र "लं" है। देवता गणेश तथा तत्व भूमी है।

2 **स्वाधिष्ठान चक्र** :– यह चक्र मुलाधार चक्र के ऊपर की तरफ पेडू के स्थान में होता हैं। चक्र में सभी स्मृतियाँ और संस्कार स्थित होते हैं। यह चक्र निंद को प्रभावित करता हैं। स्वाद तथा जननांग भी इसी से संबंधित हैं। इस चक्र के जागृत होने के बाद यौन तथा भोजन के स्वाद की चाहत बढती हैं। यहाँ का रंग शुभ्र माना जाता है। 6 पंखुडी वाला फूल यहाँ का प्रतीक हैं। यहां का बीज मंत्र "वं" है। यहाँ का तत्व जल हैं। 6 पंखुडी वाला फूल के 6 मनोविकार माने जाते हैं वह है क्रोध, घृणा, वैमनस्य क्रूरता, अभिलाशा तथा गर्व इन पर हमे विजय पाना हैं। यह चक्र सकारात्मक गुणो का प्रतीक है। स्वाधिष्ठान चक्र के जागृत होने पर प्रसन्नता, निष्ठा, आत्मविश्वास, ऊर्जा, ऐसे गुण भी पैदा होते हैं। बीज मंत्र "वं" है।

3 **मणिपूर चक्र** :– यह 3 रा चक्र मणिपूर नाम से जाना जाता है। मणी याने गहना, अलंकार और पूर= स्थान नाभी स्थान के बराबर पीछे रीढ़ की हड्डी में स्थित यह चक्र है। इस चक्र को अनेक नाम दिये गये हैं। सूर्यचक्र, मणिपूरचक्र नाभी कमल, अग्नी चक्र इत्यादी नाम से जाना जाता हैं। साधक इस चक्र की तरफ पहुँचता है तो उसे स्पष्टता आत्मविश्वास, आनंद, आत्मभरोसा ज्ञान बुद्धी तथा सही निर्णय लेने की क्षमता प्राप्त होती हैं। यह चक्र स्फूर्ती का केंद्र हैं। इस चक्र के जागृती से ब्रम्हांड से प्राण को अपनी तरफ खीचने की शक्ति प्राप्त होती हैं। पाचन संस्था सुधारती हैं। इसका रंग लाल हैं। दस पंखड़ीयो वाले कमल फूल जैसा, प्रतीत होता हैं। इससे संपूर्ण शरीर में ऊर्जा फैलती है। यहाँ का बीजमंत्र "रं" हैं।

4 **अनाहत चक्र** :– यह 4 था चक्र हैं। किसी भी आघात के बगैर सुनाई देने वाला नाद यहाँ पर पहुँचने पर महसूस होता हैं। यह अनाहत चक्र का स्थान हृदय के पीछे रीढ़ की हड्डी में होता हैं। इसके जागृती से स्पर्श द्वारा लोगों की व्याधियाँ दूर की जाती है। उन्हे स्पर्श द्वारा रोगमुक्त किया जा सकता है। हमारे हृदय तथा फेंफडों में रक्त का प्रवाह और इनकी सुरक्षा इसी अनाहत चक्र द्वारा की जाती है। पुरा नर्व्हज् सिस्टम इस चक्र के जागृती द्वारा नियंत्रण में आता है। अनाहत चक्र का संबंध भावनाओं को नियंत्रीत करने वाले मनोमय कोश से होता है। यहाँ का तत्व वायू है। 12 दल वाले हारे रंग के कमल का प्रतीक यहाँ है। यहाँ का बीजमत्र "यं" है।

5 **विशुध्दीचक्र** :– यह चक्र गले के पीछे गर्दन में स्थित है शारीरीक वृद्धी, भूख, प्यास, इनके जरीये होती है। यह चक्र ताप को नियंत्रण में रखता है। यह शुध्दी का केंद्र हैं। यह तरुणाई याने जवानी का स्त्रोत हैं। विशुद्धी चक्र के जागृती से सब रोग दूर होते हैं। आदमी नौजवान होने लगता है। उसके विचार सकारात्मक (Positive) होते हैं। व्यक्ती हमेशा आनंद में रहता है। इस चक्र का संबंध विज्ञानमय कोश से होता है। यहाँ का तत्व आकाश हैं। १६ पंखडीयो वाला फुल, आकाशी रंग या धुंदलासा सफेद रंग यहा का प्रतीक है।

6 **आज्ञाचक्र** :– इसका स्थान दोनों भौहों के बीच के ठीक पीछे किसी पीनीयल ग्रंथी में होता है। यह चक्र हमारी इच्छाशक्ती और प्रवृत्ती को नियमीत करता है। हमें जो भी ज्ञान प्राप्त है तथा हम जो भी जानते हैं वह' आज्ञाचक के जागरण से अत्यंत, प्रभावशाली होता है। यह ज्ञान का केंद्र हैं। इसे गुरुचक के नाम से भी जाना जाता है। इस चक्र को त्रिवेणी संगम कहलाया जाता है। संसार की गंगा, जमुना और सरस्वती यह नदियां जिस प्रकार प्रयाग राज (इलाहाबाद) में मिलती हैं उसे त्रिवेणी संगम कहलाया जाता हैं। उसी प्रकार हमारे शरीर रुपी संसार में इडा, पिंगला और सुषुम्ना यह तीन नसनाडियाँ कपाल के मध्ये मे एकत्रीत होती है उसे भी शरीर का त्रिवेणी संगम माना जाता हैं।' यह सहस्त्रार चक्र तक पहुँचती हैं। इसे शिव का 3 रा नेत्र भी माना जाता है। इस चक्र के जागृती से अतेंद्रिय शक्तियाँ प्राप्त होती हैं।

आज्ञाचक्र को प्रेरित करने वाला बिंदू भ्रू मध्य में है। ध्यान, एकाग्रता एवम् मानस दर्शन के अभ्यास के लिये यह स्थान अत्यंत महत्वपूर्ण हैं। प्राणविद्या सफल करने के लिये आज्ञा चक्र का विकास करना जरूरी है। यहाँ ध्यान करने से प्रकाश दिखाई देना आरंभ होता है। आज्ञा चक का संबंध विज्ञानमय से होता है। मन अंतर्मूख, करने हेतु यह चक्र अत्यंत

लाभदायी है। दो दल वाला नीला कमल पुष्प आज्ञा चक्र का प्रतिक है। यहाँ का बिज मंत्र ॐ है।

7 **बिंदु चक्र (बिंदू विसर्ग/मनस चक्र) :–** यह चक्र हायपोथेलमस में स्थित हैं। इस चक्र का मन से संबंध है। मन, भावना के अनुरूप विचारों का अथवा संस्कारों को मस्तिष्क में होने वाले स्त्रावों का निर्माण करना यह बिंदू चक्र का महत्वपूर्ण कार्य हैं। मन की एकाग्रता करते–करते विचार शून्य अवस्था में प्रवेश करने का दरवाजा यह चक्र माना जाता हैं। बिंदू से कंठ में एक द्रव का टपकना चालू रहता है। खेचरी मुद्रा की स्थिती में इस द्रव का अमृतपान किया जाता है। सामान्य जीवन में बिंदू से उत्पन्न होने वाले अमृत की बुंद मणीपूर चक्र भक्षण करता है लेकिन मूर्च्छा प्राणायाम में हम जुबान को पलटी मारकर अंदर तालू में लगाते हैं जिससे अमृत को विशुद्धीचक्र में रोक सकते हैं। इससे अमरत्व की प्राप्ती होती हैं। बिंदूचक्र का संबंध आनंदमय कोश से होता हैं।

8 **सहस्त्रार चक्र :–** यह चक सभी आध्यात्मिक शक्ति का केंद्र स्थान है। इस चक्र का संबंध दिमाग और ज्ञान से होता है। सहस्त्रार चक्र का सीधा संबंध "पिट्यूटरी ग्लैंड" से होता है। यह सर्वोच्च चेतना का स्थान है। मूलाधार चक्र से स्वाधिष्टान, मणिपूर अनाहत, विशुद्धी से आज्ञाचक्र तक सभी छः चक्रो को

जागृत करके उन्हें नियंत्रीत करने का महत्वपूर्ण कार्य सहस्त्रार चक्र द्वारा किया जाता हैं। चक्र द्वारा कुंडलीनी शक्ति सहस्त्रार चक्र में पहुंचती हैं तब आत्मज्ञान प्राप्त होता है। साधक समाधी अवस्था तक पहुंचता है। इस चक्र में हजार पंखडियो वाला जामूनी रंग का कमल पूष्प माना जाता है। सहस्त्रार चक्र के जागरण से मनुष्य को शक्ति और सिध्दी का ज्ञान होता है। साधक की स्थिती अत्यूच्च्य बनती है और वह भूत तथा भविष्य को जानता हैं। साधक नर से नारायण बन जाता है।

नाड़ियां

प्राणायाम के द्वारा हम अपनी सभी नस नाडियां कार्यरत कर सकते हैं। प्राण इन्हीं नस–नाडियों के जरियें शरीर में प्रवाहित होता हैं। हम इसे सभी नसनाडियों तक प्रवाहित करके उन्हें कार्यरत करते हैं। हम जब आनंद में विभोर हो जाते हैं तब हमारे प्राण का प्रवाह वेगवान होता हैं इसका हमें अनुभव आता. है। नस नाड़ियों का प्राणमय शरीर से संबंध होता है। इसलिये यह सिर्फ स्नायू नही समझना चाहिये। नाड़ियाँ शरीर में ऊर्जा निर्माण करती हैं। यह संपूर्ण शरीर के हर भाग में पूर्जे–पूर्जे में प्राण को ले जाती हैं। नाड़ियों का जाल पूरे शरीर में फैला हुआ हैं। अपनी शरीर में ७२००० नस नाड़ियाँ होती हैं. ऐसा हठ योग कहता हैं, तो शिव संहिता ३५०,००० नाडियाँ शरीर में है ऐसा मानती हैं। कहीं ग्रंथों में 56 करोड नस नाडियों का जिक्र किया गया है। प्रत्यक्षरूप से यह नाड़िया और इनका सुक्ष्म तथा अतिसुक्ष्म फैलाव इनसे भी ज्यादा संपूर्ण शरीर में हो सकता है। शरीर के किसी भी भाग पर जरा भी खरोंच आ जाये तो वहाँ से खून प्रवाहित होने लगता हैं। याने शरीर में सभी तरफ नाड़िया फैली हुई है।

प्रमुख नाड़ियां

हमारे शरीर में सबसे प्रमुख नाड़ी सुषुम्नाः है। इसके उपरान्त

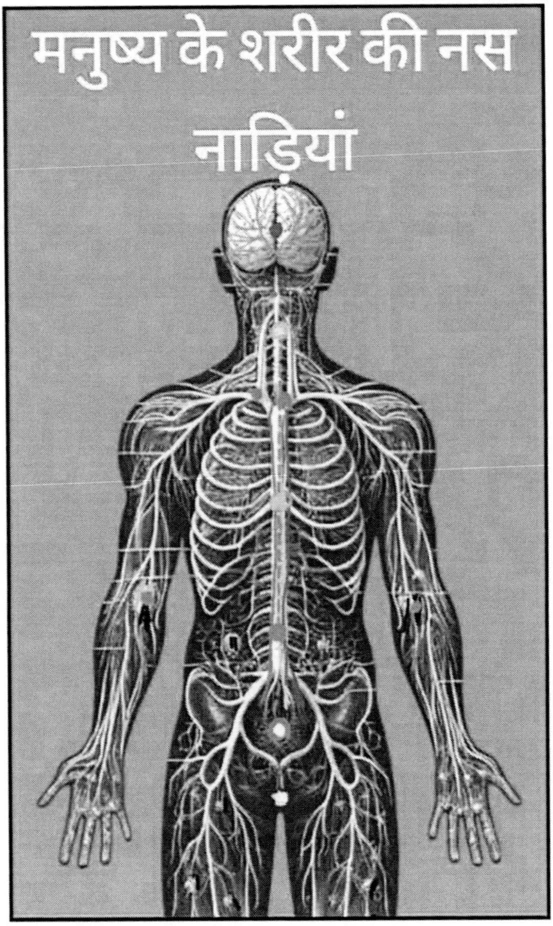

प्रमुखता से इडा और पिंगला यह दो नाड़ियां आती है, जो महत्वपूर्ण हैं। जिनका वास्तव्य रीढ़ की हड्डी में होता है। यही हमारी प्रमुख और महत्वपूर्ण नाड़ियां हैं। इन तीनों नाड़ियों से महत्वपूर्ण कार्य होता है। इडा नाड़ी से मानसिक प्रगती होती है। पिंगला नाड़ी से प्राणिक प्रगती होती है। सुषुम्ना नाड़ि से आध्यात्मिक प्रगती होती हैं।

रीढ़ की हड्डी में स्थित सभी चक्रों से इन प्रमुख नाड़ियो द्वारा उत्पन्न होने वाली ऊर्जा शरीर के नस नाड़ियो तक प्रवाहित होती है। इड़ा, पिंगला और सुषुम्ना इन्हें गंगा, यमुना और सरस्वती कहते है। यह तीनों प्रमुख नाड़ियां कपालमध्य में जाकर मिलती हैं। जहाँ यह तीनों नाड़ियां मिलती हैं उनसे प्रयाग या त्रिवेणी संगम कहते हैं। इसी प्रकार इडा को चंद्रनाड़ी कहते हैं जो शितलता प्रदान करती हैं। वही पिंगला को सूर्यनाड़ी कहते हैं जो शरीरांतर्गत गर्मी प्रदान करती है। इडा रीढ़ के हड्डी में बायें बाजू से जाती हैं। वही पिंगला नाड़ी दाहिने तरफ से जाती हैं। इन दोनो नाड़ियों के बीच से सुषुम्ना नाड़ी जाती है। सुषुम्ना नाड़ी अनंत में ले जाती हैं।

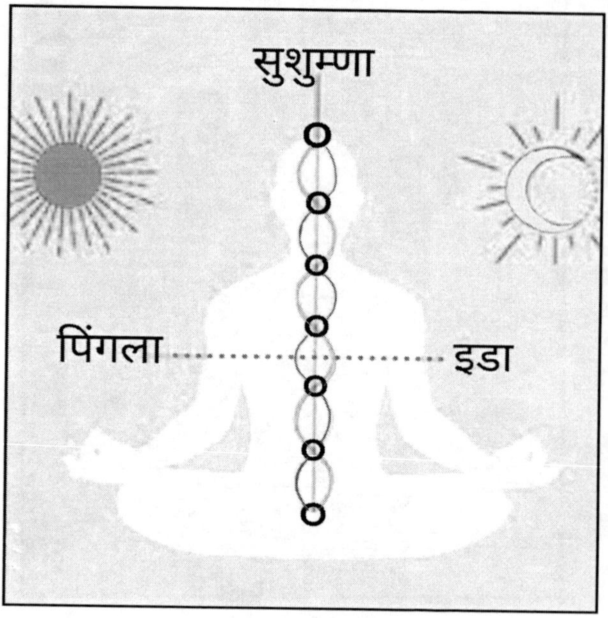

प्राण को प्रवाहित करने वाली यह नस नाड़ियों के स्थान भी अलग–अलग होते हैं। यह सभी नाड़िया मूलाधार से

निकलती है। और यहीं प्रमुख नाडियों का उगम स्थान गुदास्थान के उपर याने मुलाधार चक से आरंभ होता है। सुषुम्ना नाड़ी मध्य से सीधे आज्ञाचक्र में जाती हैं। वही इडा बाये से और पिंगला सुषुम्ना के दाहिनी तरफ से निकलकर फेरे लेती हुई सभी 6 चक्रों को भेदती है। पिंगलानाड़ी मुलाधार से निकलकर दाहिनी बाजू को घुम जाती है और स्वादिष्ठान से होती हुयी मणीपुर के बाये चली जाती हैं। इसी प्रकार सभी चक्रो को छेदती हुयी अपना मार्ग बदलते हुये लेफ्ट से राईट और राईट से लेफ्ट इस प्रकार सुषुम्ना नाड़ी को फेरे लगाते हुये सभी चक्रों को भेदती हुयी आज्ञा चक्र में तीनो प्रमुख नाड़ियां मिलती हैं।

इडा भी विरुद्ध दिशा से इसी प्रकार हर एक चक्र को भेदकर आज्ञाचक्र तक मिलती हैं। इडा और पिंगला हर चक्र पर एक दूसरे को छेदती ऊपर जाती हैं। इडा शरीर का बाया हिस्सा तथा पिंगला दाहिना हिस्सा नियंत्रित करती हैं।

कुंडलीनी शक्ति का मार्ग सुषुम्ना नाड़ी से होता हुआ ऊपर की तरक याने सहस्त्रार तक होता है। सुषुम्ना के अंदर वज्रनाड़ी होती हैं। वज्रनाड़ी के अंदर चित्रा नामकी नाड़ी होती हैं। चित्रा नाड़ी के अंदर ब्रम्हनाड़ी प्रवाहित होने से अनेक प्रकार की अनुभूतियां होने लगती हैं। कुंडलीनी शक्ति की जागृती करने

हेतू साधक को अच्छे विचार, भक्ति, मन की एकाग्रता तथा ध्यान करने से कुंडलीनी जागृती का मार्ग खुल जाता है। योग क्रियाये प्राणायाम, बंध तथा मुद्रा इनके अभ्यास द्वारा कुंडलीनी शक्ति जागृत होती हैं। कभी–कभी कुंडलीनी शक्ति की जागृती अचानक भी होती हैं। किसी तीव्र आघात से, गुरु के आशीर्वाद से तथा चमत्कारीकता से भी कुंडलांनी. शक्ति जागृत होती हैं।

कुंडलीनी के अनेक नाम हैं। जैसे विश्व जननी, कॉस्मिक पॉवर, सर्पंट पॉवर, स्पिरीट फायर, ब्रम्हाग्नी जीवनशक्ति, महाज्योती, विश्वशक्ति, इस प्रकार के अनेक नाम हैं। वैसे ही शरीर में असंख्य नस नाड़ियां हैं। उसमे से प्रमुखता से इडा–पिंगला और सुषुम्ना के सिवा कुछ प्रमुख नाड़ियां और उनका शरीर में स्थान इस प्रकार है।

1 गांधारी :– यह नाड़ी बाये आँख से बाये पैर के अंगुठे तक जाती हैं। । बद्धपद्मासन से यह नाड़ी कार्यरत होती हैं।

2 हस्तीजीव्हा :– यह नाड़ी दाहिने आँख से निकलकर नीचे

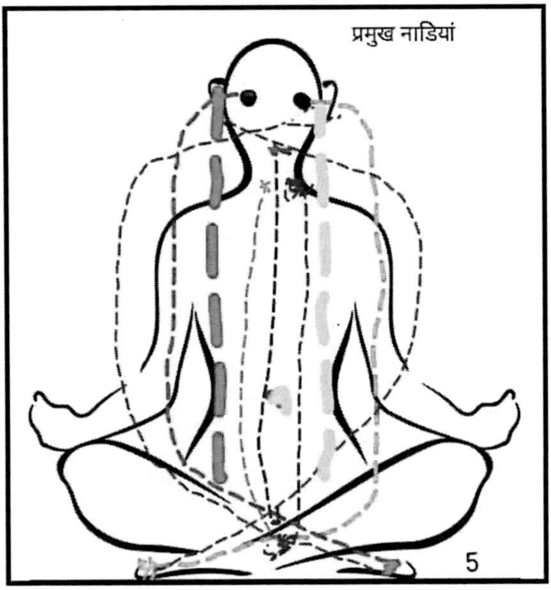

पैर के अंगुठे पर खत्म होती हैं। यह नाड़ी मानसिक ऊर्जा को शरीर के निचले हिस्से से लेकर आज्ञाचक्र तक ले जाने का काम करती हैं। गांधारी नाड़ी हस्तिजीव्हा नाड़ी की पूरक संरचना है।

3 यशस्विनी :– दायें पैर के अंगूठे से निकलकर बाये कान तक जाती है। यशस्विनी नाड़ी पिंगला नाड़ी को सहारा देती है।

4 पूषा	:–	बाये पैर के अंगूठे से निकलकर दाहिने कान तक जाती हैं और यह नाड़ी भी पिंगला को सहारा देती हैं।
5 अलंबुषा	:–	गुदा से प्रारंभ होती है. और मुख तक जाती है।
6 कुहू	:–	गले से निकलकर जननांगो तक जाती है। वज्रोली करने से कुहू जागृत होती है।
7 शंखीनी	:–	यह नाड़ी गले से निकलकर गुदा स्थान में जाती हैं। इस नाड़ी को बस्तीक्रिया (इनीमा) द्वारा सक्रिय किया जाता है।
8 सरस्वती	:–	यह नाड़ी जीव्हा में होती हैं। यह वक्तृत्व करने के काम आती हैं।
9 पयस्विनी	:–	दाहिने भाग में प्रवाहित होती हैं और पिंगला नाड़ी को सहायता देती हैं। इसका अंतीम छोर दाहिना कान होता है।
10 वारुणी	:–	इसका स्थान गुदा में होता है। बस्ती क्रिया से इसे जागृत किया जाता है। यह नाड़ी कुहू नाड़ी के साथ अधोगामी होती हैं।
11 विश्वोदरी	:–	नाभी में प्रवाहित होती हैं। सुषुम्ना नाड़ी के साथ प्राण आरोहण में मदत करती हैं तथा पुरे शरीर में फैली हुई हैं। भोजन को निगलती हैं।

12 पिंगला नाड़ी :– सामर्थ्यवान होती हैं। क्रियाशीलता इसका प्रमुख गुण हैं। यह स्वभाव से गरम होती हैं।

13 इडानाड़ी :– शीतल हैं। विश्रांती तथा सहनशीलता यह इसके प्रमुख गुण हैं। हठ योग के पिंगला और इडा इन दो नाड़ियों के ऊपर आधारित योग की प्रक्रिया हैं।

"ह" याने पिंगला नाड़ी तथा "ठ" याने इड़ा नाड़ी हैं। पिंगला नाड़ी अन्नमय कोश और आनंदमय कोश को नियंत्रित करती है। इडा नाड़ी मनोमय कोश और विज्ञानमय कोश को नियंत्रीत करती हैं। इड़ा और पिंगला यह दोनों नाड़िया प्राणमय कोश में एकत्रित मिलती है। पिंगला नाड़ी से जागृत अवस्था ध्यान की गहनता तथा आनंदमय कोश में सजगता बनी रहती है। इड़ा नाड़ि से अतिंद्रिय शक्ति, श्रवण, दृष्टी तथा दूरसंवेदना मिलती है। इड़ा और पिंगला संतुलीत हो जाती हैं तब सुषुम्ना नाड़ी जागृत होती हैं। नाड़ी शोधन प्राणायाम करते समय ध्यानावस्था में इसका हमें अनुभव होता है। सुषुम्ना जब कार्यरत हो जाती हैं तब दोनो नासी का एक ही समय चलने लगती हैं और पूरा मस्तिष्क कार्यरत हो जाता है। कर्मेद्रिय और ज्ञानेंद्रिय दोनों एक साथ कार्य करने लगते हैं। प्राणायाम द्वारा यह संभव होता हैं तथा चित्त की सात्विकता उभरती हैं।

अन्नमय कोश में जब रोग प्रकट होता है तब नाड़ीयो में कुछ अवरोध हो जाता हैं। इससे राहत पाने के लिये नाड़ी शोधन प्राणायाम बहुत ही कारगर साबित होता है। नाड़ीशोधन प्राणायाम करने से प्राण संपूर्ण शरीर की सभी नाड़ियों से प्रवाहित होता हैं। जहाँ कही नाड़ियो में रुकावट (ब्लॉकेजेस) होंगी या जहाँ कहीं दूर्बल क्षेत्र हुआ होगा उसे दूर करके पुरे

नसनाड़ियों में कार्यरत करता है। हमारी त्रुटियाँ प्राणायाम द्वारा दूर होती हैं।

प्राणायाम में ऐसे गुण हैं जो संपूर्ण ऊर्जा परिपथ को प्रवाहित करते हैं। और प्राणिक शुध्दीकरण के साथ शारीरीक और मानसिक स्तर बढ़ता है। सकारात्मकता बढ़ती हैं। नाड़ियों का प्रवाह सातत्या पूर्ण और सही होने से इड़ा और पिंगला नाड़ीयाँ सही मात्रा में प्रवाहित होकर सुषुम्ना नाड़ी. को जागृत करते हैं। इसी को प्राणायाम क्रिया तथा कुंडलिनी योग कहते हैं। इसी प्रकार के जागरण के बाद साधक प्राण विद्या का अभ्यास कर सकता हैं। वह अपने प्राण को अपने शरीर में किसी भी जगह भेज सकता हैं। उसे अतिसंवेदनशील बनाता हैं। ज्ञानेंद्रियो की क्षमता बढाता है। आँख, कान, नाक, जुबान तथा त्वचा इनकी संवेदन क्षमता बढ़ाता हैं।

प्राण की मौलिक शक्तियाँ

योग के अनुसार प्राथमिक शक्तियाँ 5 प्रकार की होती है। वह मुख्य प्राण से जानी जाती हैं। वह पंच प्राण के नाम से जानी जाती हैं। जैसे प्राण, अपान, समान, उदान और व्यान यह पंच प्राण हर क्षण अपने शरीर में कार्यरत होते हैं। प्राणशक्ति शरीर की विविध क्रियाये करने के लिये इन पांच क्षेत्रों को अपना लेती हैं। हम जो अन्न ग्रहण करते हैं उस अन्न द्वारा पाचक रस का स्त्राव तैयार होता हैं उस स्त्राव के द्वारा हाथ पैर हिलाना इसे भी ऊर्जा देता हैं।

योग के अनुसार पांच प्राथमिक शक्तियों के जो प्राण है वह हर समय भौतिक शरीर में काम करते रहते हैं। इन प्रमुख पांच प्राणों के साथ पांच लघुप्राण भी होते हैं। नाग, कुर्म, क्रुकल, देवदत्त और धनंजय यह लघुप्राण हैं।

पंचप्राण का विवरण :– (पांच मुख्य प्राण है)

1 प्राण :– प्राण यह जीवन के संचलन का केंद्र है। श्वास लेना, छोड़ना, रक्त का संचलन, तथा अन्न निगलना इनका प्रतिनिधित्व प्राण करता हैं।

2 अपान :– गुर्दे, मुत्राशय, आंते, उत्सर्जन तथा प्रजनन इन अंगो को बनाये रखता है। गैस, वायू, मल, मूत्र तथा वीर्य इसका निष्कासन करता है। भ्रुण का पोषण तथा बच्चे को गर्भाषय से बाहर निकालने का काम भी अपान वायू द्वारा होता है।

3 समान :– यह पाचक अंगो को सक्रिय बनाता है। जठराग्नी प्रदिप्त करना और चयापचय इसका मुख्य कार्य हैं।

4 उदान :– यह सभी संवेदनशील अंगो के लिये और क्रिया अंगो के लिये जिम्मेदार हैं। हाथ, पैर, गर्दन इनकी गतीविधियाँ तथा आँख, कान, नाक, त्वचा और वाणी इस पर उदान का नियंत्रण होता हैं।

5 व्यान :– व्यान वायू सभी प्राणों की मदद करता है। जब हमे अत्यधिक थकान महसूस होती हैं तब यह वायू सक्षम होता है। सभी मांसपेशियों को नियंत्रीत और समन्वित करता है। यह प्रमुख पांच प्राण के साथ–साथ पांच उप प्राण होते है जिन्हे वायु से जाना जाता है।

पांच महाप्राणों को ओजस तथा लघुप्राणों को रेतस कहते हैं। दोनों एकदूसरे के सहायक होते हैं। प्राण का स्थान हृदय हैं। नागवायू भी उसी के नजदीक होता है। अपान गुदास्थान और मूत्रेंद्रियों के बीच बीच मुलाधार में उसी के पास कुर्म वायू लघुप्राण होता है। समान और कृकल नाभी में स्थित है। उदान और देवदत्त कंठ में स्थित हैं। धनंजय संपूर्ण शरीर और मस्तिष्क में होता है।

प्राण से शब्द और दिमाग का पोषण होता है।

अपान :– मलमूत्र – पसीना इनका उत्सर्जन होता है।

समान :– पाचन और ऊष्णता का संचार होता है।

उदान :– शरीर में बाहरी चीजों को ग्रहण करता है।

व्यान :– रक्त का संचार करना।

लघुप्राण भी पांच प्रकार के हैं। उनके कार्य इस प्रकार हैं।

1 **नाग वायू** :– डकार और हिंचकी इसकी क्रिया से आती है इससे उदान, प्राण और समान में कंपन होता है। इसी से भोजन पचता है।

2 **कूर्म वायू** :– इससे पलके झपकाना तथा पलको कीं हलचल करने का कार्य होता हैं।

3 **कृकल वायू** :– जम्हाई देना, भूख–प्यास लगना यह क्रिया कृकल वायू के जरिये होती है।

4 देवदत्त वायू :– छिंकना, सुगंध को पहचानना यह कार्य देवदत्त वायु से होते है।

5 धनंजय वायू :– इस वायु का कार्य शरीर का पोषण करना यह होता है।

उपरी दस प्राणो को जागृत करना बुरी वृत्तियाँ निकालना, प्राण शक्ति पर अधिकार जमाना और जीवन संपन्न बनाने के लिये प्राणविद्या जानना आवश्यक है। जो साधक इस प्राणविद्या का अभ्यास करके प्राण की अवस्था को जानता हैं उसे प्राण की कमी के कारण होने वाले दुःख झेलने नही पड़ते। इसीलिये प्राणविद्या सीखना आवश्यक हैं। प्राण विद्या सीखने के लिये प्राणायाम, बंध तथा मुद्राओं का अभ्यास करके प्राण विद्या हासिल करके साधक निरामय जीवन पा सकता है।

यह क्रम दिन रात चालु रहता हैं। जब दोनों नासिकाओ द्वारा श्वास एक साथ चलते रहता है तो उसे सुषुम्ना स्वर कहते हैं। इस समय को 'ब्रह्ममुहूर्त' कहाँ जाता हैं। इस समय योगी जन ध्यान धारणा करते हैं और बहुत ज्यादा मात्रा में आध्यात्मिक लाभ पाते हैं।

इडा :– जब बाया स्वर चल रहा हो, तब स्थाई काम करें। कम श्रमवाले काम, पानी या दूध पिना, पेशाब जाना यात्रा, भजन आदी शांतीवाले काम करें।

पिंगला :– जब दाहिना स्वर चल रहा हो, तब कठिन काम, अधिक व्यायाम परिश्रमवाला कार्य, कठिन दूर्गम यात्रा, व्यायाम, भोजन, शौच, निंद इत्यादी काम करने चाहिये।

सुषुम्ना :– जब दोनों स्वर साथ चल रहे हों इस समय योग साधना, धार्मिक कार्य इत्यादी करें।

कपॉल भाँती प्राणायम तथा अन्य प्राणायाम के अभ्यास से सुषुम्ना के स्वर चलने लगते हैं।

उपरोक्त पंचप्राण वायु में से किसी एक प्रकार के प्राण पर भी हम अगर वश करने में कामयाब होते हैं तो भी काम चलता हैं। उनको वश करने की साधना नीचे देते हैं।

१) **प्राण वायु जय** :– दोनों पैरो में देढ फिट अंतर और बॅलन्स के लिये थोडा पैर आगे पिछे रखें। सिने में नासिकाओं द्वारा श्वास भरकर सिना फुलायें। अंतरिक लक्ष सिने के मध्यपर तथा दृष्टी पैरों की तरफ निचे रखें। पूरक होने के बाद ठुड्डी सिने से लगाकर अंतरकुंभक में सिने में श्वास रोंके कुछ क्षण बाद पेट को (डायफ्राम) को धक्के देते हुये श्वास को छोडते जाये। कुछ क्षणबाद श्वास भरें और छोड़े।

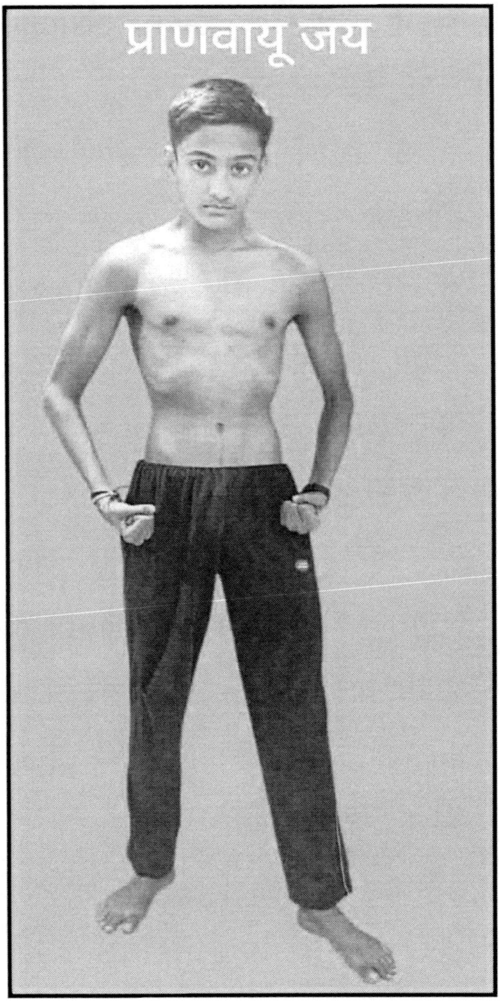

फेफडों की सफाई होती हैं। यह साधना १० दिन करने के बाद आगे वाले समान वायु पर जय प्रित्यर्थ अभ्यास आरंभ करें।

२) **समान वायु जय** – दोनो पैरो में देढ फीट का अंतर रखकर सिधे खडे हो जाईयें। दोनों नासिका से श्वास भरकर सिने को उपर की तरफ खिंचकर उड्डीयान बंध करके ठुड्डी सिने से लगाकर जालंधर बंध लगाकर अपनी क्षमता के अनुसार श्वास रोककर रखे। बाद में पेट को धक्के देकर अहिस्था–अहिस्था रेचक करें। ४/५ बार इसे दोहरायें। अग्नी चक्र के जागृती से साधक तेजस्वी बनता हैं।

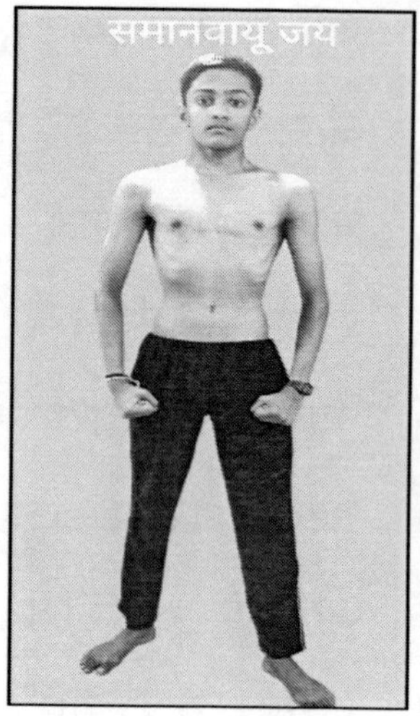

३) **अपान वायु जय** – दोनों पैरे में १ या देढ फीट का अंतर रखकर कुर्सी पे बैठने की स्थिती या खडे होकर उड्डीयान बंध की स्थिती में दोनों हाथ अपनी बडी पिंडली पर रखकर धीरे–धीरे श्वास को भरें। गुदास्थान को अंदर की तरफ खींचते हुये पेट तथा पेडु का स्थान अंदर की तरफ खिंचकर उड्डीयान बंध की तरह लगाये और साथ ही जालंधर बंध लगाये। श्वास को अंदर रोककर

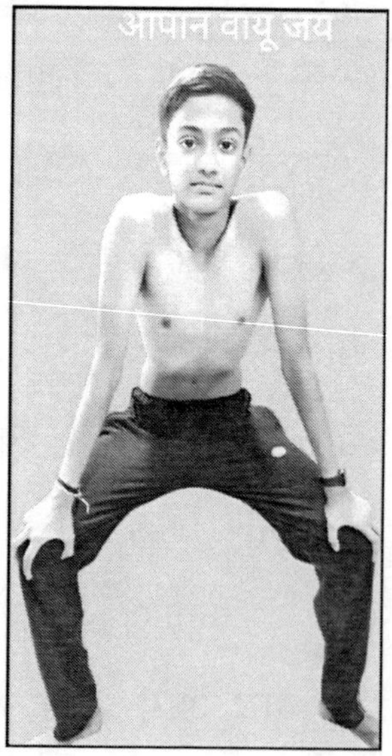

अपनी क्षमतानुसार रुककर बाद में पेट ढिला करते हुये रेंचक करें और खडे हो जाये इससे मन पर कंट्रोल आ जाता हैं तथा ब्रह्मचर्य का पालन होता हैं पेट विकारो के साथ साथ शिघ्रपतन स्वप्न दोष दूर होते हैं।

४) **उदान वायु जय** – पैरो में एक देढ फिट का अंतर रखकर खडे हो जाये और श्वास को गर्दन में भरकर हाथों के अंगुठे से कंठस्थान तथा चारो ऊंगलिया गर्दनपर पिछे रखकर गर्दन को फुलाये और अंगुठे से कंठ दबाते जायें। अंदर से श्वास का दबाव गर्दन में और अंगुठे का दबाव कंठ पे देकर दबाते जायें। गर्दन सेही श्वासद्वारा धक्के देकर धीरे–धीरे श्वास निकाल दे। इस तरह ३ बार यह क्रिया दोहराये। गले के

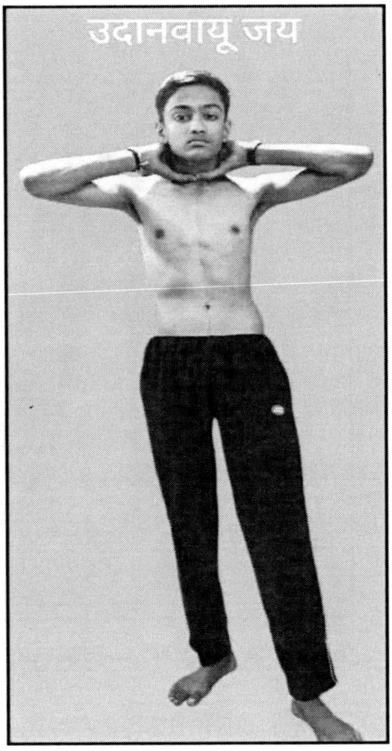

स्नायु की नजाकत ध्यान में रखते हुये अपनी क्षमतानुसार ही दबाव देना जरुरी हैं। अगर ज्यादा जोर आयेगा तो चक्कर आने की संभावना हैं। धीरे–धीरे अपनी क्षमता बढानी चाहिये।

५) व्यान वायु जय – दोनों पैरो में एक से देढ फिट का अंतर

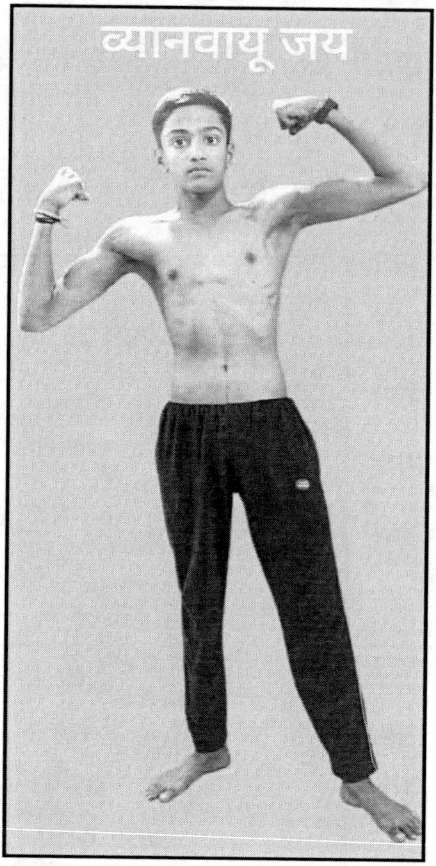

रखकर बाया पैर थोडा आगे की तरफ रखे। दोनों नासिकाओ से श्वास भरते समय थोडा आगे झुककर सिना तथा सारे शरीर में श्वास के द्वारा कडापन ले आईये। श्वास भरते ही ठुड्डी सिने से लगाकर श्वास को सिने में रोककर जालंधर बंध लगाकर सारे शरीर को कडा करना हैं। बाद में जालंधर बंध खोलकर श्वास को धीरे–धीरे छोड दे। इस प्रकार ३/४ बार दोहराये। इससे शरीर के हर अंग, जॉईंट मजबुत होते हैं।

प्राणायाम मंत्र

प्राणायाम मंत्र ध्यान का एक रूप हैं। प्राणायाम मंत्र में नियमीत श्वास और मंत्र का एक साथ चलना हैं। शरीर और मन इन दोनों के बीच उन्हें जोड़ने वाले एक पूल का काम श्वास द्वारा किया जाता है। श्वास नियंत्रण में रहकर मन में उभरने वाली भावना और विचारों को नियंत्रीत करता है। प्राणायाम मंत्र शारीरिक मानसिक तथा आध्यात्मिक लाभ की एक कड़ी हैं। प्राणायाम मंत्र को अपनी रोजमर्रा की जिदगी में शामिल करने से अनेक लाभ होते हैं। तनाव और चिंता दूर होती हैं और संपूर्ण स्वास्थ्य की प्राप्ती इस मंत्र द्वारा होती हैं। एकाग्रता बढती है। श्वसन क्रिया सुधर जाती हैं इसके फलस्वरूप सफेद पेशियों की क्षमता बढती हैं और उनकी संख्या में बढोत्तरी होती हैं। फेफडों की क्षमता बढती हैं। अस्थमा, दमा तथा ब्रोकाइटिस इस व्याधियों को कम करता है। अध्यात्मिक शक्ति को बढ़ाता है।

अपने जीवन में प्राणायाम मंत्र को शामिल करने से अनेक महत्वपूर्ण बदलाव शरीर, मन और बुद्धी में आते हैं। कोई भी सकारात्मक मंत्र चुनिये मंत्र के अभ्यास के लिये आरामदायक तथा सहज साध्य आसन में बैठ जाइये।

श्वास–प्रश्वास पर ध्यान रखियें । सर्वप्रथम नाक से श्वास भरीये और मुंह से श्वास को छोड दीजिये। यही श्वास की प्रक्रिया जारी रखते हुये मंत्र दोहराते जाइये। अब धीमी तथा गहरी साँस लीजिए। अपना पूरा ध्यान मंत्र ध्वनी पर रखें। श्वास प्रश्वास पर से लक्ष्य हटाकर पूरा लक्ष्य मंत्र ध्वनी पर ही केंद्रित कीजिए। अगर.–ध्यान भटकने लगे तब फिर से श्वास पर ध्यान एकाग्र करें और अपने लक्ष्य को मंत्र पर केंद्रित करे। यह अभ्यास रोज करने से एकाग्रता बढती जायेगी। यह अभ्यास आप विभिन्न मंत्रो के साथ कर सकते हो। जो मंत्र आपको सही लगे उसे चुनिये।

ध्यानतंत्र

प्राणायाम मंत्र यह एक शक्तिशाली ध्यान तंत्र है इस साधना में मंत्र के उपयोग के पीछे ध्वनी एवम् उर्जा के संबंध का सिद्धांत हैं। ऊर्जा की गति से ध्वनी उत्पन्न होता है और हर आवाज में ऊर्जा होती हैं। मंत्रोच्चारण से प्राण प्रेरित होते हैं।, प्राण की प्रवाह गति प्रबल होती हैं। मन का गहराईयों में प्राण का प्रवाह जाने से वह शक्तिशाली बना हैं। मंत्र विज्ञानमय तथा आनंदमय कोशों को प्रभावित करते हैं। प्राणायाम करते समय हम श्वसन में नियंत्रण लाते है। आमस्थिती में हमें श्वास लेना और छोडना इस बारे में विचार नही करना पडता, श्वास अपने आप भरी और छोडी जाती है। लेकिन प्राणायाम मंत्र में हम जानबूझकर श्वास को रोक सकते हैं या लंबे समय तक छोड़ते रहते हैं। इससे हमारी रोजमर्रा की श्वसन प्रणाली पर कुछ समय तक हमारा कंट्रोल आ जाता है। नियमित रूप से हम प्राणायाम करेंगे तो श्वसन प्रणाली की गलत आदते हम सुधार सकेंगे। अगर हम ऑक्सीजन कम लेते हैं याने श्वास को कम भरते हैं और श्वास छोड़ते समय कार्बनडाईआक्साइड भी कम प्रमाण से छोडते है तो हमारा स्वास्थ ठीक नहीं होता। सामान्यता ऑक्सिजन और कार्बनडाईआक्साईड को संतुलित रखने के लिए निःशब्द श्वसन आवश्यक है। श्वास की संख्या–एक मिनट में पंद्रह श्वास प्रश्वास के चक्र होने चाहिये।

श्वास. नासिका छिद्र से होती हुई गले से कंठ तक जाती है। कंठ से वायू नीचे श्वसन नलीका से वायु कोश में जाता है।

हमारी अंदर की श्वास 79% नाइट्रोजन 20% आक्सिजन और सिर्फ 0.04% कार्बन डाईआक्साईड होती हैं। बाहर निकली श्वास में नाइट्रोजन उतना ही निकलता हैं लेकिन ऑक्सीजन 16% और कार्बन– डाईआक्साइड बढकर 4. 04% हो जाता है। याने –प्रश्वास के साथ 20% ताप बाहर निकलता है।

फेफड़ों में होने वाले श्वसन को बाह्य श्वसन और नस नाड़ियों में होने वाले श्वसन को तथा कोशिकाओं में होने वाले श्वसन को आंतरिक श्वसन कहते है। आंतरिक श्वसन अपने आप कोशिकाओं में होते रहता है। आंतरिक श्वसन को नियंत्रित (कंट्रोल) नहीं किया जा सकता लेकिन बाह्य श्वसन इडा–पिंगला ओर सुषुम्ना नाड़ी को हम प्राणायाम द्वारा नियंत्रित कर सकते हैं।

प्राणायाम में सूर्यभेदन प्राणायाम अनुलोम– विलोम प्राणायाम, कपालभाती प्राणायाम, उज्जई प्राणायाम, शितकारी तथा शितली प्राणायाम, भस्त्रिका प्राणायाम, भ्रामरी प्राणायाम और मूर्च्छा प्राणायाम यह आठ प्राणायाम प्रमुखता से आते हैं। इस प्राणायाम को करते समय हम श्वास प्रश्वास को रोककर रखते हैं उसी प्रकार दिर्घ प्रश्वास करके श्वास को अधिक

समय बाहर छोड़ते रहते है। इसी प्रकार बाह्य कुंभक में रुक कर श्वास पर पूर्ण रुप से नियंत्रण की प्रक्रिया करते है। इस बाह्य श्वसन पर हम इडा, पिंगला तथा सुषुम्ना नाड़ी की सहायता से कंट्रोल कर सकते है। प्राणायाम द्वारा श्वसन पर कंट्रोल करने से हमारी शरीरिक, मानसिक तथा आध्यात्मिक प्रगती होती हैं।

श्वास और प्रश्वास अनैश्चिक होने के बाद भी श्वास पर ध्यान देकर उसे ऐच्छिक किया जा सकता है। श्वास पर नियंत्रण किया जा सकता है। मन में ब्रम्ह का अनुभव करते हुये जीवन शक्तियों पर नियंत्रण करना प्राणायाम हैं। प्राणायाम करते समय रेचक करना यानें इस विश्वरूपी– ब्रम्हांड का निषेध करना, तथा मैं ही ब्रम्ह हूँ "इस विचार को पूरक समझा जाता हैं। और श्वास को रोकने से यह विचार "मैं बम्ह हूं" इसे रोककर धारण किया जाता है। श्वास को रोककर रखने को कुंभक कहा जाता है। यह विचार असल में सर्वश्रेष्ठ प्राणायाम करने वाले साधको का असली प्राणायाम होता हैं। न की सिर्फ श्वास और प्रश्वास। योगदर्शन और आयुर्वेद जो हिंदू दर्शनों में आते हैं इनसे जीवनशक्ति को प्राण कहा गया है। प्राणायाम में यौगिक क्रियायें जो होती हैं। जिसके जरिये हम श्व़ास पर ध्यान देकर श्वास प्रश्वास नियंत्रित कर सकते हैं। इसका

सरल अर्थ है श्वसन को लंबा करना या जीवन शक्ति को लंबा करना।

प्राणायाम दो शब्द से मिलकर बना है। प्राण और आयाम, प्राण का अर्थ जीवनशक्ति और आयाम का अर्थ है, सभी पहलू के आयाम का ज्ञान प्राप्त करना ही प्राणायाम हैं। महर्षी पातंजली नें कहा है की, प्राणायाम से मुक्ती प्राप्त की जा सकती हैं। प्राणायाम श्वास को रोकने की अवस्था है। इसे अवगत करने के बाद इस श्वास को मस्तिष्क और रीढ़ की हड्डी में ले जा सकते हैं। रीढ़ की हड्डी में दिव्य ज्ञान केंद्र होते हैं। उन सात केंद्रो पर एकाग्रता बढ़ाकर हम परमात्मा के साथ एकरूप होने का एहसास करते हैं।

नाड़ियों को संतुलित किये बिना हम मस्तिष्क को संतुलीत नहीं कर सकते । मस्तिष्क को चक्रो तथा नाड़ियो द्वारा नियंत्रित किया जा सकता है। योग द्वारा इड़ा तथा पिंगला नाड़ियों को संतुलित किये बिना मानसिक संतुलन असंभव है। जब हम इन्हें संतुलित करते हैं तो हमारे शरीर मन तथा बुद्धी में एक नया सकारात्मक बदलाव आ जाता हैं। लंबे समय तक प्राणायाम करने से श्वास प्रणाली को सदृढ़ बनाया जा सकता हैं। अभ्यास के लिये श्वास प्रश्वास पर ध्यान देकर अपनी श्वास के प्रति सजगता होनी चाहिये। अपनी श्वास प्रश्वास की प्रक्रिया चालू रहती है इस प्रक्रिया के दौरान श्वास

भरते समय "मैं श्वास ले रहा हूं" और श्वास छोडते समय "मैं श्वास छोड़ रहा हूँ" ऐसे मन को श्वास पर लगाने से हर श्वास–प्रश्वास को निहारते रहिये। धीरे–धीरे प्राण तथा चेतना एक साथ गतिमान हो जाती है। इसे साक्षीभाव चेतन श्वसन कहते हैं। इस साक्षीभाव श्वसन से मन पर शांतीदायक प्रभाव पडता है और श्वसन लयबद्ध होने लगता हैं।

प्राणायाम में श्वास के गति तथा लय के साथ सामंजस्य स्थापित करना होता हैं। शांत और धीमी लय शरीर तथा मन की शिथील अवस्था दर्शाती हैं। अनियमित प्राणायाम तनाव, चिंता पैदा करता हैं। इस तरह का श्वास तीव्र तथा उथला होता हैं। क्रोध के समय श्वास छोटी और बलपूर्वक और दुःख के समय लयहिन तथा हाँफना होता है। अनियमित श्वसन स्नायू और मन को अशांत रखता हैं। धीमी तथा लयबद्ध श्वसन शरीर, मन और बुध्दी को शिथील बनाकर मस्तिष्क की तरंगो को उत्पन्न करता हैं और मांसपेशियों के तनाव को दूर करता है।

जब प्राणो पर नियंत्रण प्राप्त किया जाता हैं तब चक्रों को जागृत किया जाता है। कुंडलिनी शक्ति का जागरण मार्ग खुल जाता है। श्वास को रोककर रखने की अवधी यानें कुंभक यही प्राणायाम हैं। इसका मतलब पूरक और रेचक के दरम्यान श्वास को सीने में थामकर रखना है। प्राणायाम करते समय

आपकी अवस्था उत्तम रहनी चाहिए। अगर प्राणायाम करते समय पसीना आता होगा तो वह अधम प्राणायाम माना गया है। इसीलिये आवश्यकता के अनुसार वातावरण होना चाहिये प्राणायाम करते समय जल्दबाजी न करें।

प्राणायाम करते समय पसीने के साथ कंपन तथा घबराहट होती होगी तो वह प्राणायाम "मध्यम प्राणायाम" माना जाता है। उत्तम प्राणायाम वह हैं जिसमे हम खुद को भूल जाते हैं और आकाश में भ्रमण करते हुये महसूस होता हैं यह सर्वश्रेष्ठ उत्तम प्राणायाम माना जाता है। प्राणायाम करते समय अनुपात अलग–अलग प्रकार के होते है श्वास भरना। उसे सिने मे रोकना 4 और छोडना 2 अनुपात' इस तरह 1:4:2 यह प्रमाण याने जितने सेकेण्ड या अंक की गीनती एक आप श्वास भरते हैं उसके चार गुना अंक गीनते हुये श्वास को सिने मे रोकना और दोगुना प्रवास को छोडना। श्वास छोडकर श्वास रहित अवस्था में आप रुकते हैं तो उसे बाह्य कुंभक कहा जाता है।

कुंभक

कुंभक यह संस्कृत शब्द हैं जिसका अर्थ मटका या घड़ा होता हैं। हमारे सीने में श्वास को भरके रोकना इसे "अंतर कुंभक" तथा श्वास बाहर निकालकर रुकने को "बाहय कुंभक" कहते हैं। कुंभक में श्वास लेना या छोड़ना नही होता है। केवल कुंभक मे जब श्वास लेना और छोड़ना इच्छानुसार रोका जा सकता है। यह कुंभक की उच्चतम अवस्था है। यह अवस्था समाधी अवस्था समान हैं। अगर हम श्वास प्रमाण 1:2:1 इनसे मुक्ती पाते है तो समाधी अवस्था प्राप्त होती हैं। श्वास लेना और बंद रखना यह प्राणायाम का वास्तविक अर्थ है।

पूरक याने श्वास को भरना, यह श्वसन की सक्रिय प्रक्रिया हैं। इस पूरक की स्थिती में फेफडों से श्वास भरा जाता हैं। श्वास छोडते समय पेशीयों को कुछ करने की आवश्यकता नहीं होती और बिना प्रयास सहजता से श्वास बाहर जाती है। रेचक हमेशा पूरक से दूगनी याने पूरक – 1, कुंभक–4, और रेचक – 2 यह प्रमाण हैं। प्राणायाम के अभ्यासों में श्वसन के चार महत्त्वपूर्ण पक्षों को उपयोग में लाया जाता है।

1 पूरक :– श्वास को अंदर लेने की प्रक्रिया

2 रेचक :– श्वास को बाहर छोडने की प्रक्रियाँ

3 अंतर कुम्भक :– श्वास को फेंफडो में रोक कर रखना

4 बाह्य कुम्भक :– श्वास को शरीर के बाहर रोक के रखना

प्राणायाम का सबसे महत्वपूर्ण अंग कुम्भक हैं। इसलिये श्वास को फेफड़ों में रोककर रखने हेतु हमें अपनी फेफड़ो की क्षमता बढ़ानी पड़ेगी और प्राणायाम द्वारा हम वह क्षमता बढाते हैं। इससे नाड़ियों को शुद्ध नियंत्रित और सक्रिय बनाकर उनमें होने वाले प्राण प्रवाह को प्रभावित कर शारीरिक एवं मानसिक स्तिरता प्रदान करते हैं। आगे चलते प्राणायाम का "केवल कुंभक" नामक प्रकार जिसमें स्वतः श्वास का रूकना कहते हैं। यह प्राणायाम की ऊच्च अवस्था है। इस अवस्था में फेफडे अपना कार्य करना बंद कर देते हैं। श्वसन क्रिया रूक सी जाती हैं। इस समय हमे तत्व–दर्शन की उपलब्धि प्राप्त होती हैं। इसे "साम्य रस सिध्दी" नाम से भी जाना जाता है।

प्राणायामो ऽयमित्युक्तः स वै केवलकुंभकः।

कुंभके केवले सिद्धे रेचपूरकवर्जिते।। (हठ)

केवल कुम्भक साध्य होने पर साधक को अपनी इच्छानुसार प्राणधारण करने की शक्ती प्राप्त होती हैं। साधक को राजयोग का मार्ग सुलभ हो जाता है। साधक की नाड़ी शुद्धि होकर अच्छे लक्षण दिखाई देते हैं। शरीर कृश, मुखपर तेज, निर्मल नेत्र, रोगों का अभाव, बिंदू जय तथा जठराग्नी प्रदीप्त होना यह सारे हठयोग सिद्धी के लक्षण है।

9 प्राणायाम के प्रकार

प्राणायाम के बहुत सारे प्रकार होते है लेकिन प्रमुखतया से शास्त्रीय ग्रंथों में बताये गये आठ प्राणायाम हैं।

सूर्य भेदनमुज्जायी शीतकारी शीतली तथा।
भस्त्रिका भ्रामरी मूर्च्छा प्लाविनीत्यष्ट कुंभकः।।

अर्थ :–

1) सूर्य भेदन	2) उज्जाई	3) शीतकारी
4) शीतली	5) भस्त्रिका	6) भ्रामरी
7) मूर्च्छा	8) प्लाविनी	

यह आठ प्रकार के कुंभक प्राणायाम है। प्राणायाम हमेशा सावधानी से तथा धीरज रखकर आहिस्ता आहिस्ता उसे अपने कब्जे में किया जाना चाहिये। वरना वह शरीर को बाधा पहुंचा सकता हैं।

यथा सिंहों गजो व्याघ्रो भवेदूश्य–शनैः शनैः।
तथैव सेवितो वायुरन्यथाहंती साधकाम (हठ 2/15)

अर्थ :– जिस प्रकार शेर, हाथी और बाघ धीरे वश में आते है। उसी प्रकार प्राणायाम भी धीरे–धीरे वश में आता हैं। जल्दबाजी में शेर, हाथी की तरह वह हमें तकलिफ दे सकता है। इसलिये धीरे–धीरे अपनी क्षमता बढ़ाये।

प्राणायाम के आठ प्रकार के अलावा नाड़ीशोधन चंद्रभेदन तथा कपालभांती प्राणायाम का विवरण प्रमुखता से आता है। इनमें भ्रामरी, ऊज्जाई शारीरिक तथा मानसिक स्थिती को शिथील करते है। जबकि सूर्यभेदन और मुर्च्छा प्राणायाम शरीर के तापमान को बढाते है। शितली और शितकारी तथा चंद्रभेदन प्राणायाम शितलता बढाते हैं। मस्त्रिका और कपालभाँती प्राणायाम पूरक और रेचक को तीव्र करती हैं। नाड़ीशोधन द्वारा हमारा शरीर संतुलित होता है। सभी प्राणायामों के अभ्यास द्वारा हमे निश्चीत रूप से ध्यान अवस्था प्राप्त होती हैं। प्राणायाम से अपनी क्षमतानुसार कुंभक जीतने ज्यादा समय तक किया जायेगा। उतने हमारे शरीर की नसनाड़ियाँ तथा स्नायु प्रेरित होगे, मास्तिष्क सजग होगा। दिमागी हालात कार्पस कैलोसम कुंभक अवस्था में सक्रिय हो जाता है। मस्तिष्क के दाहिने और बाये गोलार्धो को कार्यरत किया जाता है। हमारा संपूर्ण दिमाग कार्य करने लगता है। अंतर्गत होने जा रही इस प्रणाली से बाह्य क्रिया बंद होती है। साधक पत्थर के समान महसूस होता है। उसके अंदर की प्रणाली में वह वास्तव में चला जाता है। जहाँ अन्य किसी को जाना असंभव मात्र है।

प्राणायाम करते समय कुंभक अवस्था में मस्तिष्क पूर्णता से कार्यशील होता है। हृदय की क्रिया नाम मात्र चलती है। पिटयूटरी ग्लँड से विशेष द्रव पदार्थ निकलकर रक्त प्रवाह में जाता है। परिणाम स्वरूप ऑक्सीजन के उपयोग की आवश्यकता नहीं रहती। ऑक्सीजन के उपयोग को रोक दिया जाता है। शरीर के अवयव इस स्थिति को व्यक्त करते है। इससे कुंडलीनी शक्ति भी प्रभावित होती है। कुंभक का अभ्यास करते समय श्वास को घबराहट के बिना और कंपन के बिना रोकना तथा सहजता से श्वास छोड़ना आवश्यक है। प्रणायाम में कुंभक के समय एक प्रतिक पर ध्यान केंद्रित कर एकाग्रता प्राप्त की जा सकती है। श्वास को रोककर रखते समय कपाँल मध्य पर प्रकाश का दर्शन किया जाना चाहिए।

10 प्राणायाम के लिये आवश्यक सूचनायें

प्राणायाम अत्यंत दक्षतापूर्ण करना चाहिये। अपनी क्षमता के अनुसार इसे करना अत्यावश्यक है। किसी जानकार गुरू के मार्गदर्शन द्वारा इसे करना चाहिए। हर एक साधक की क्षमता तथा आवश्यकता भिन्न होने के कारण व्यक्तिगत स्तर पर इसका गुरू के सानिध्य में अभ्यास करना चाहिए।

अगर प्राणायाम का अभ्यास सही ढंग से किया जाये तो बहुत सारे लाभ मिलते है। शरीरिक मानसिक तथा आध्यात्मिक स्तर पर प्रगती होकर साधक नर से नारायण बनता है। लेकिन प्राणायाम का अभ्यास सहीं ढंग से न करने से अनेक प्रकार की व्याधीयां उत्पन्न हो सकती है। इसलिए प्रत्येक अभ्यास को ध्यानपूर्वक किया जाना चाहिए।

प्राणायाम की शुरूवात करने से पहले शुद्धि क्रिया करना आवश्यक है। जिसमें धौती, नेती, कपालभांति, नौली, बस्ती और त्राटक इनके द्वारा शरीर शुद्ध किया जाता है। इसी तरह आसानों का अभ्यास भी आवश्यक है। आहार भी संतुलित होना चाहिए। सात्विक आहार हमें अच्छा आरोग्य प्रदान करता है। सूपाच्य तथा शाकाहार फायदेमंद है। साफ सुथरे जगह पर प्रणायाम करना चाहिए। अभ्यास खुली हवा में भी किया जा सकता है। प्राणायाम के बाद कम से कम 20 मिनट तक स्नान

न करें। 20 मिनट के बाद स्नान कर सकते है। प्राणायाम के पूर्व स्नान करना अत्यंत लाभकारी होता है। प्रणायाम सुबह–सुबह करना लाभकारी होता है। इसे हम शाम के समय भी करते है। भोजन के 4 घंटे बाद प्राणायाम करें। आसनो के बाद 5–10 मिनट में अभ्यास शुरू करें।

प्राणायाम करते समय दम घुटना नहीं चाहिए इसलिये श्वास छोड़ने का समय (रेचक) नहीं बढ़ायें।

श्वास सहजता से अंदर भरें। उसे सहीं मात्रा में तथा सहजता से सिने में रोक कर रखें याने कुंभक करें और आसानी से बाहर निकाले किसी प्रकार की जल्दबाजी न करें। श्वास भरते समय या छोड़ते समय तथा कुंभक की अवस्था में चेहरे की मांस पेशियाँ विकृत न करें। कुंभक में तो जरा भी तनाव होना हानीकारक हैं इसलिये खासतौर पर कुंभक अपनी क्षमतानुसार ही बंध करना अनिवार्य है लेकिन जो साधक सहीं ढंग से प्राणायाम करते है उन्हे आगे चलते इसे अपनी अभ्यास में लगाना चाहिए। किसी भी प्रकार की जल्दबाजी हानीकारक होती हैं प्राणायाम में जालंधर और मूलबंध लगाया जाता है। लेकिन जब बाह्य कुंभक लगाया जाता है तब तीनों बंध याने मूलबंध, उड्डीयान और जालंधर बंध लगाये जाते है।

प्राणायाम बीमारी की स्थिति में न करें। तथा प्राणायाम के लिये एक उचित समय निर्धारित करें, रोज उसी समय पर प्राणायाम करना लाभदायक है। प्राणायाम के लिये अपना स्थान भी निश्चित और शांत होना चाहिये। अगर आपके पास किसी शांत जगह की उपलब्धी होगी तो वहां छोटी सी कुटिया बनाइये। जिसका द्वार छोटा हो और उसके अंदर की जमीन तथा लकड़े की दिवार को गाय के गोबर से लिपा जाना चाहिए। इसमें कीड़े मकोड़ों तथा मच्छरों से छुटकारा मिलें। कुटिया रोज साफ सुथरी रखनी चाहिये। उसमें धुप लगाकर सुगंधित करे, लेकिन प्राणायाम के समय धूप बंद करे उसकी धुंवा अंदर न रहे। गुरूकृपा, गुरू सेवा, गुरू वचन, गुरू आशिष प्राप्त करे और गुरू के वचनों का पालन करें। हमेशा आनंद में रहने की कोशिश करें। गुरू के आशिर्वाद से ही फल प्राप्ती निश्चित होगी।

अभ्यास का समय दिन में चार प्रहर के अनुसार करें। प्रभात काल, माध्यान्न, सायंकाल और मध्यरात्र यह चार प्रहर हमें अभ्यास करना चाहिये। पूर्व दिशा या उत्तर दिशा की ओर मुंह करके प्राणायाम करना चाहिये। प्राणायाम की शुरूआत नाड़ी शोधन प्राणायाम से करनी चाहिए। प्राणायाम के अनुपात धीरे–धीरे बढ़ाते जाइये और जब तक 15:60:30:30 का अनुपात

न हो तब तक अभ्यास को आगे न बढ़ाइये और फिर आगे वाले प्राणायाम करना आरंभ करें।

गुरू का मार्गदर्शन अत्यंत महत्वूपर्ण है। उससे सिर्फ शारीरिक या मानसिक ही प्रगती नहीं बल्कि आध्यात्मिक प्रगती भी बढ़ती है। यहाँ तक के आत्म साक्षात्कार हो सकता है। कुंडलिनी शक्ति भी जागृत होती है। साधक गुरूसानिध्य में रहकर अंतिम लक्ष्य पा सकता है।

विशेष सूचना :– व्याधिग्रस्त साधकों में प्रमुखता से ह्रदय विकार वाले साधक प्राणायाम करते समय श्वास रोक कर न रखे या कुंभक न लगाये। योग शिक्षक के निगरानी में आप प्राणायाम का अभ्यास करें। योग शिक्षक आपकी क्षमता को परखकर धीर–धीरे प्राणायाम में बंध लगाने की कला और अवधी निश्चित कर सकते है। इसलिये अच्छे शिक्षक के सानिध्य में ही ऐसे व्याधीग्रस्त साधकों को अभ्यास करना चाहिये।

11 नाड़ी शोधन प्राणायाम

योग शास्त्रों में यह पहला प्राणायाम है। कुछ समय तक नाड़ी शोधन का अभ्यास करने के बाद ही अन्य प्राणायामों का अभ्यास किया जाता है। नाड़ी शोधन प्राणायाम से हमारी महत्वपूर्ण नसनाड़ियाँ खुल जाती है। इसके बाद अन्य प्राणायाम करने से फायदा मिलता है। नाड़ी शोधन स्वयम एक पूर्ण अभ्यास हैं इसकी उच्च अवस्था में साधक "केवल कुंभक" की अवस्था तक पहुंचता है।

नाड़ी शोधन का अभ्यास बायी ओर दायी नासिकाओं द्वारा पूरक तथा रेचक का एकीकरण करके किया जाता है। इसके द्वारा इडा, पिंगला और मस्तिष्क के दोनो गोलार्ध कार्यान्वित होते है। दिमाग तेज होता है। यह ध्यानावस्था सहज साध्य बनाता हैं जब तक नाड़ियों में अशुद्धियां भरी हुयी है, तब तक वायू नाड़ियों में प्रवेश नहीं करता। नाड़ी शुद्धि के बाद वायू को सहजता से प्रवेश करने की जगह मिलेगी और प्राणायाम साध्य होगा। इन नाड़ियों के शुद्धि के लिये शुद्धी क्रिया करनी जरूरी है। शुद्धि क्रिया में षटकर्म का अभ्यास होता है।

धौती	नेती	कपालभाती
नौली	बस्ती	त्राटक

इस अभ्यास के बाद नाड़ी शुद्ध होती है और हम सहजता से कुंभक प्राणायाम कर सकते है । शुरू–शुरू में नये साधक अपनी क्षमतानुसार 20/24 की गीनती तक ही कुंभक लगाए। इस शुरूवाती कुभक को दिन में 4 प्रहर अभ्यास करें। इस प्रकार 3 महिने अभ्यास करने से नाड़ियां शुद्ध होती है।

कुर्यादेव चतुर्वारमनालस्यों दिने–दिने।

एवं मासत्रयं कुर्यान्नाड़ी शुद्धीस्ततो भवेत्।।

इस प्रकार दिन में 4 बार तीन महिने तक अभ्यास करने से नाड़ी शुद्ध होती है। इसके साथ–साथ विभिन्न सिद्धीयां भी प्राप्त हो सकती है। केवल कुंभक की स्थिति भी प्राप्त हो सकती है। लेकिन नकरात्मक संस्कारों से बचने के लिए शुरू–शुरू में 3 बार ॐकार करना लाभप्रद होगा। नाड़ी शुद्धि का अनुभव आने के बाद योगी प्राणायाम का अभ्यास प्रतिदिन केवल एक बार ही कर सकते है। सर्व सामान्य साधक इसके शुरूवात सावधानी पूर्व करें। किसी भी प्रकार की तकलीफ महसूस होने पर कुंभक की अवधी कम करें, या कुछ दिनों तक अभ्यास बंद रखे। कभी भी मुँह से श्वास नहीं लेनी चाहिये।

नाड़ी शोधन की शुरूआत करते समय सहज साध्य आसन जैसे पद्मासन, सिद्धासन या सिद्धयोनी आसन में बैठिये। रीढ़

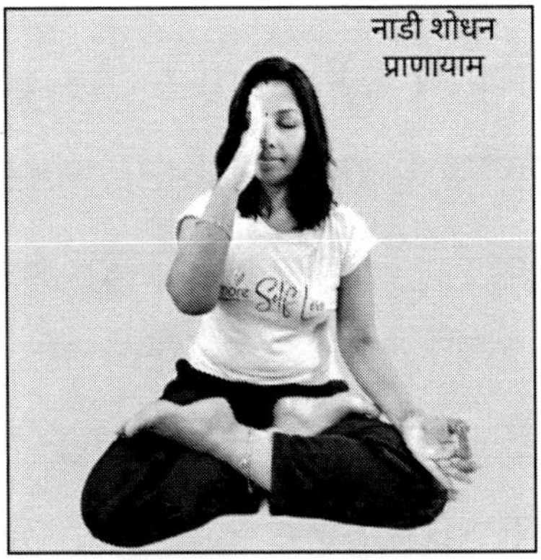

की हड्डी सीधी रखे। पूरे शरीर को शांत रखते हुऐ आँखे बंद कीजिये। 5/6 श्वास, प्रश्वास सहज करने के बाद आँखे बंद करे। दाहिने हाथ के अंगुठे से दाहिनी नासिका बन्द करें और बायीं नासिका से 5 बार श्वास ले और छोड़े। लक्ष्य श्वास प्रश्वास पर केंद्रित करें। बाद में दाहिनी नासिका से अंगुठा निकालकर बायी नासिका को अनामिका (Ring finger) से दबाकर श्वास को रोकिये। श्वास, प्रश्वास सामान्य रखते हुये दाहिनी नासिका से 5 बार श्वास प्रश्वास करें। हाथ निकालकर दोनो नासिको से 5/6 बार श्वसन करें। इस तरह 5/6 बार करें। बांयी दांयी और दोनो नासिकाओं द्वारा अब गिनती से करे। पूरक को जितना समय लोगे। उतना ही समय रेचक को लगाइये। अनुपात 1:1 होना चाहिये। इस प्रकार 5/6 बार करें। कुछ दिनों में श्वास प्रश्वास की लम्बाई खुद ब खुद बढ़ेगी।

अंतर कुंभक के साथ नाड़ी शोधन प्राणायाम

दाहिने नासिकों को बंद करे और बायी नासिका से 5 तक पूरक करे फिर दोनों नासिकाओं को बंद करे और श्वास को 5 अंको तक सिनें में रोककर रखे। दाहिनी नासिका रोककर 5 की गिनती तक रेचक करें। रेचक के उपरान्त बाये नासिका को बंद करके और 5 अंको तक श्वास सिने में रोक कर रखें। अब दाहिनी नासिका खोलकर 5 तक श्वास छोड़ दें। यह सिलसिला चालू रखें इस तरह 5/6 चक्र क्रिया करें। अनुपात 1:1 जब यह अनुपात 5:5:5 आरामदाय होने लगे तब गिनती बढ़ा सकते हो। धीरे–धीरे पूरक कुंभक तथा रेचक की गिनती 6:6:6 तथा 7:7:7 और 10:10:10 तक बढ़ाते जाइये। जल्दबाजी जरा भी न करें। आगे चलते रेचक दुगुना कर सकते हो। जैसे 5 की गिनती तक पूरक 5 की गिनती तक कुंभक और 10 की गिनती तक रेचक करें। याने अनुपात 1:1:2 होगा। इसे आगे यही प्रमाण में बढ़ाते जाये। जैसे 6:6:12:8:8:16 इस प्रकार कीजिये। इसमें भी सहजता आ जाये तब अनुपात में बदलाव कर सकते हो जैसे 1:2:2 का अनुपात करें याने (5:10:10) पूरक 5 अंको तक भरके 10 अंको तक याने (दुगने समय तक श्वास को सीने में रोकना है और 10 अंको तक रेचक करना है यह सहजता से आने पर आगे कुछ दिनों बाद अनुपात 5:15:10 इस प्रकार करे याने 5 अंको तक

पूरक उसके 3 गुना श्वास को सिने में 15 तक रोकना और 10 तक रेचक करना। इसी प्रकार गिनती धीरे–धीरे 10–30–20 तक बढ़ाये। यह भी अनुपात अच्छे ढंग से, बिना घबराहट होने तक आगे न जाईये। बाद में अनुपात में बदलाव करते हुये 10:30:20 तक बढ़ाइये और सहजता आने पर अनुपात 10:40:20 किया जा सकता है। जब इस गिनती से अभ्यास सहजता से होने लगे, तब इसे क्रमशः बढ़ाते जाईये। याने शुरू–शुरू में हमनें 1:1:1, 1:1:2, 1:2:2, 1:3:2 और अंत में 1:4:2 इस प्रकार पुरक कुंभक–रेचक का परिमाण है।

प्राणायाम करते समय कुंभक की अवस्था में सिने में श्वास को रोक के रखे। पहले जालंधर बंध लगाये, फिर मूल बंध लगाकर श्वास को रोककर रखे। श्वास छोड़ते समय याने रेचक करते समय पहले मूलबंध खोले और बाद में जालंधर बंध खोले।

लाभ :– यह अभ्यास प्राण शक्ति को शुद्ध तथा संतुलित करता है। सभी प्राणायाम में अंतर्कुंभक और बहिर्कुंभक लगाया जा सकता है। अपनी अंतर्कुंभक में रूकने की क्षमता बढ़ जाने पर बहिर्कुंभक में भी रूका जा सकता है। सहज लगने पर भी शुरू–शुरू में अधिक देर तक श्वास बाहर रोकने का प्रयास न करें। इनके अनुपात भी धीरे–धीरे बढ़ाना है।

शुरू में गिनती से 5:5:5:5 की गिनती शुरू करें।

5 की गितनी से बाये नासिका से श्वास लें।

5 की गिनती तक अंतरकुंभक करें। याने श्वास सिने में रोके।

5 की गिनती तक दाहिने नासिका से श्वास छोड़ दे। रेचक करें।

5 की गिनती तक श्वास को बाह्य कुंभक में याने बाहर छोड़कर रूकना है।

वायू को बाहर रोकने के लिये कंठबंध लगाना आवश्यक है। कंठ द्वार को संकुचित करें। इसी प्रकार दाहिने नासिका से श्वास भरकर इसे करना है। इस तरह 5 चक्र तक अभ्यास करे। धीरे–धीरे अपनी क्षमता बढ़ती जायेगी और रूकने की क्षमता बढ़ती जायेगी तब 6–7 तक गिनती बढ़ाते जाकर 10:10:10:10 तक आसानी से धीरे–धीरे गिनती बढ़ाते जाइये। इस स्थिति में आने तक आप को कुछ दिनों तक इसका रोज अभ्यास करते हुए 10–10 तक पहुंचना है। किसी भी प्रकार की जल्दबाजी नुकासानदेय हो सकती है। अंतिम अनुपात 1:4:2:2 है। याने 5:20:10:10 की गिनती से शुरू करें। गिनती को धीरे–धीरे अपनी क्षमतानुसार बढ़ाईये।

बन्धों के साथ प्राणायाम विधि

हमारे शरीर में तीन बंध महत्वपूर्ण है। जालंधर बंध, मूलबंध और उड्डीयान बंध इन तीनों बंधों को लगाकर प्राणायाम किया जाता है। इस बंधों के साथ शुरूवात करते समय केवल "जालंधर" बंध का अभ्यास अंतर कुंभक तथा बहिर्कुंभक के साथ करें। जब यह आसानी से आने लगे तब जालंधर और मूलबंधों को अंतरकुंभक के समय और बहिर्कुंभक के समय कीजिए। इसके पश्चात जालंधर और मूलबंध को अंतर कुंभक के साथ और तीनों बंध याने महाबंध को बहिर्कुंभक के साथ करें।

नाड़ी शोधन के लाभ

इस प्राणायाम से हमारा संतुलन सुधरता है। इसी वजह से अनेक व्याधियां दूर हो जाती है। नाड़ी शोधन से पिनियल ग्लँड और पिटयूटरी ग्लँडस प्रभावित होती है और हारमोन्स के प्रभाव को कार्यान्वित करता है। इससे आज्ञाचक्र प्रभावित होकर मन:शांती प्राप्त होती है। एकाग्रता आती है। साधक ध्यान की उच्च अवस्था पर पहुंचता है।

उज्जाई प्राणायाम

उज्जाई का मतलब विजय या जीतना। यह एक सहज साध्य तथा सरल प्राणायाम है। कंठ संकोच करके यह प्राणायाम किया जाता है। गले के अंदरूनी भाग को सिकुड़कर श्वास भरते समय घर्षण की आवाज आते हुये इस श्वास को भरा जाता है। खर्राटे भरने की आवाज की तरह ध्वनी निकलती है।

विधिः– किसी भी ध्यान के आसनों में बैठकर यह प्राणायाम किया जाता है। आँखों को बंद करें और ध्यान गले पर रखते हुये दोनो नासिकाओं से श्वास प्रश्वास करते हुये गले से श्वास भर रहे है यह कल्पना कीजिये। साथ ही साथ गले से खर्राटे जैसी आवाज निकालिये। यह ध्वनी केवल साधक के भीतर सीमित होनी चाहिये। 2 से 5 मिनट तक यह विधि आप खेचरी मुद्रा लगकर भी कर सकते है।

लाभ :– उज्जाई प्राणायाम मन को शांत करता है। इससे निंद न आने की समस्या दूर होती है। यह उच्च रक्तचाप को कम करता है।

अंतर कुंभक के साथ उज्जाई प्राणायाम

उज्जाई के साथ खेचरी मुद्रा का अभ्यास करें।

उज्जाई के साथ घर्षण युक्त श्वास करे। कुछ समय तक आज्ञा चक्र याने कपाल मध्य में ध्यान लगाइये और अंतर कुंभक में रूक जाईये। अपनी क्षमतानुसार रूकने के बाद उज्जाई में आराम से दीर्घ रेचक करें।

जालंधर बंध, मूलबंधर तथा उड्डीयान बंध के साथ उज्जाई प्राणायाम किया जाता है।

उज्जाई श्वास द्वारा पूरक करें। घर्षणयुक्त श्वास सिने में भरकर कुंभक लगायें। सिने में श्वास रोककर मूलबंधर उड्डियान बंध तथा जालंधर बंध लगाकर अपनी क्षमता के अनुसार श्वास रोककर फिर जालंधर बंध निकालकर आरामदायक स्थिती में सभी बंधो को खोलकर उज्जाई के साथ रेचक करें। रेचक करने से पहले मूलबंध खोल दे और उसके बाद उड्डियान तथा जालंधर बंध खोलकर रेचक करें।

सीमाएँ :– ह्दय रोग से पीड़ित साधको को उज्जाई करना है लेकिन उसमें बंध नहीं लगायें सिर्फ उज्जाई का याने घर्षण युक्त श्वास प्रश्वास करना चाहिए।

भ्रामरी प्राणायाम

वेगादघोषं पूरकं भृगनादं।

भृंगनादम रेचकं मंदमंदम्।।

योगीद्रोणामेव मध्यास योगच्चिते।

जाता काविदानंद लीला।। (हठ)

याने भ्रामरी प्राणायाम का अभ्यास करते समय भृंगा, भ्रमर जिस प्रकार से आवाज निकालता है उस तरह से आवाज

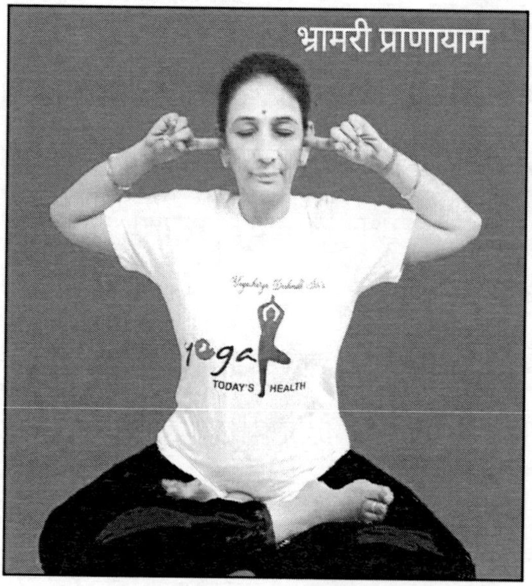

निकालकर श्वास को भरना याने पूरक करना है। कुंभक थोड़ा ही करे लेकिन रेचक अपनी क्षमतानुसार ज्यादा करें और गुंजन सहित याने भ्रमर के आवाज की तरह करें।

इसमें दोनो नासिकाओं द्वारा घर्षणयुक्त आवाज के सहारे श्वास को भरा जाता है और थोड़ा कुंभक करके दोनो नासिकाओं के द्वारा दीर्घ गुंजन से रेचक किया जाता है।

ध्यान के किसी भी आसन में बैठकर रीढ़, गर्दन सीधी रखे। अपनी तर्जनी या बीच वाली उँगलियाँ दोनों कानो में डालकर कान उँगलियों से बंद कीजिए। दोनो नासिकाओं से उपर बताई स्थितिनुसार भृंग के गुंजन की तरह गले से आवाज खींचते हुये श्वास को आहिस्ता–आहिस्ता आवाज निकालते हुये छोड़ दे। इस तरह 3 बार करें। इन चक्रो का अभ्यास 3 से धीरे–धीरे बढ़ाते 21 तक बढ़ाये। भ्रामरी प्राणायाम लेटकर कभी नहीं करे। कान की तकलीफ जिन्हे है वह साधक यह प्राणायाम न करें।

लाभ :– मानसिक तनाव, चिन्ता और अनिद्रा इससे राहत मिलती है। स्मरण शक्ति बढ़ती है। साधक अंतर्मूखी बनता है।

बंध के साथ भ्रामरी प्राणायाम :–

भ्रामरी प्राणायाम के अंतर्कुंभक अच्छे तरीके से होने के बाद जालंधर मुलबंध तथा उड्डीयान बंध को सम्मिलित करना चाहिये।

कृती :– लम्बी, गहरी श्वास भरके अंतर्कुंभक अपनी क्षमतानुसार जालंधर और मूलबंध तथा उड्डीयान के साथ लगाइये। श्वास को कुछ समय रोकने के बाद मूलबंध हटाकर गुंजन के साथ रेचक करें उसी समय उड्डियान तथा जालंधर बंध भी छोड़ दीजिए। इस तरह से आप 10 चक्रो तक अभ्यास कीजिए। इसी प्रकार अपनी रीढ़ की हड्डी में भ्रामरी के रेचक दौरान गुंजन के स्थान पर ॐ का उच्चारण कर सकते हो। उज्जाई श्वास के साथ श्वास भरते हुए मूलाधार से आज्ञाचक्र याने कपाँल मध्य तक ॐ के उच्चारण रीढ़ की हड्डी से मूलाधार उपर तक हर चक्र पर से गुजरते हुए आज्ञाचक्र तक आरोहण करें। उसी प्रकार ॐ मंत्र के साथ रेचक करते हुए आज्ञाचक्र से मूलाधार चक्र तक मेरूदंड से नीचे–नीचे चले जाइये। यह क्रिया भी आप 10 बार कर सकते हो। इसी प्रकार आप षणमुखी मुद्रा के साथ इसे कर सकते हो। इस में दोनो हाथों की मध्य ऊँगलियों से दोनो नासिका बंद रखे और अंतर कुंभक करे। सिर के मध्य में सुक्ष्मध्वनी के कंपन तथा बंद आँखों के सामने आने वाले दृष्यों पर ध्यान एकाग्र करें।

मूर्च्छा प्राणायाम

मूर्च्छा का अर्थ है अचेत होना, चक्कर जैसे महसूस होना या बेहोशी महसूस होना। हम जब होश में होते है तो अनेक प्रकार के विचारों से घिरे हुए होते है लेकिन जब हम अपनी सुद–बुद्ध खोते है तब विचार रहित अवस्था में चले जाते है। यह अवस्था क्षणिक होती है। इसमें मन विचार शून्य होता है। इस के अभ्यास से हमारे सर के उपर वाला बिंदू चक्र जागृत होता है।

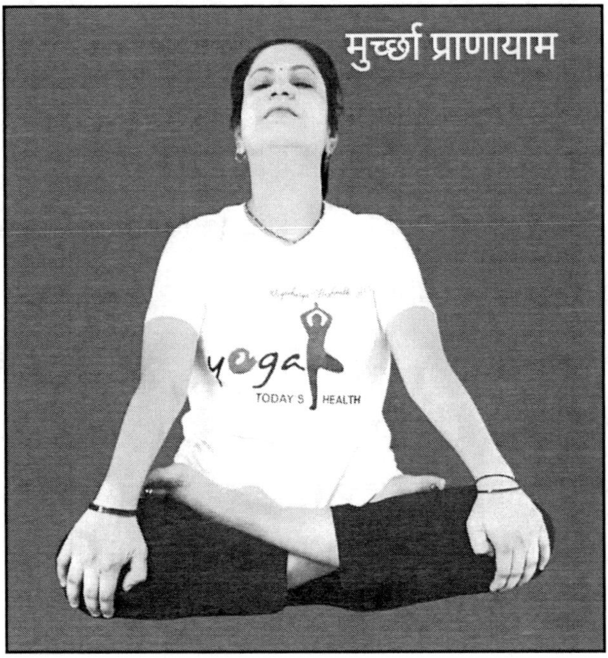

विधि :– ध्यान के सहज साध्य आसन में बैठ जाईयें। रीढ़ सीधी रखें। दोनो नासिकाओं द्वारा श्वास भरते हुये धीर–धीरे पीछे की ओर शरीर झुकाते जाईये। श्वास को सिने में रोककर खेचरी मुद्रा लगाईये। खेचरी मुद्रा याने जुबान को अंदर की तरफ मोड़कर (Fold) रूक जाइये। जब हम पीछे चले जाते है तब दोनो हाथों के तलवों से घुटनों को पकड़कर रखिये। अपनी क्षमतानुसार श्वास को अंदर रोके। अब श्वास छोड़ते हुए पूर्व स्थिति में आ जाईये। जब तक बेहोशी का अनुभव न होगा तब तक बार–बार इसके आवर्तन कीजिए।

सीमाएं :– ह्रदय रोग, उच्च रक्तचाप (High Blood Pressure) इन व्याधिग्रस्त साधक इसे नहीं करेंगे।

लाभ :– ध्यान की शुरूवात करने के लिये मूर्छा प्राणायाम मददगार साबित होता है। साधक सहजता से अंतर्मूख बन जाता है। मानसिक शांती प्राप्त होती है। यह तनाव चिंता इस प्रकार की तकलीफों से दूर करता है। प्राण में वृद्धि करता है।

चंद्रभेदन प्राणायाम

हमारे शरीर में इडा और पिंगला यह दो नाड़ियां चंद्र और सूर्य का प्रतीक माना जाता है। इडा याने चंद्र नाड़ी जो शरीर के बाये बाजू से प्रवाहित रहती है। पिंगला नाड़ी दाहिने बाजू से प्रवाहित रहती है। इडा नाड़ी चंद्र का प्रतीक है। चंद्रभेदन प्राणायाम में बायी नासिका से पूरक याने श्वास भरा जाता है और दाहिनी नासिका से रेचक किया जाता है जितनी बार आप इस प्राणायाम चक्रों को करेंगे सभी समय केवल बायी नासिका से ही पूरक और दाहिनी नासिका से रेचक करना होता है। इससे हमारे दाहिने भेजे का गोलार्ध प्रबल होता है।

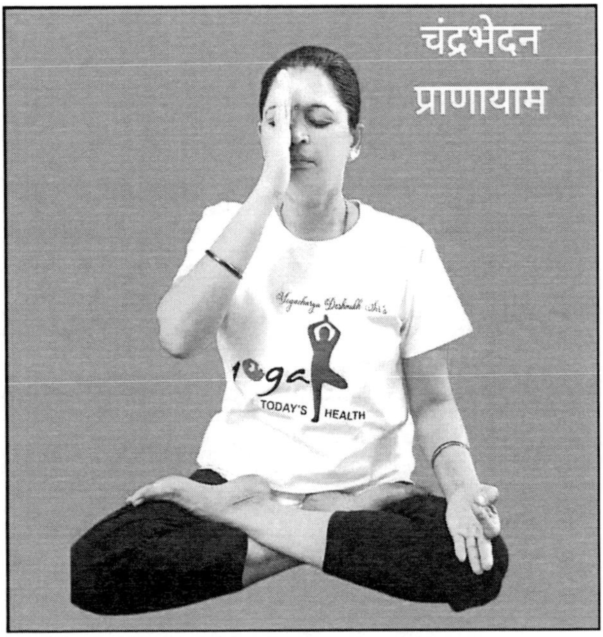

विधि :– ध्यान के समय साधे आसन में बैठिये। शरीर को ढीला रखते हुये रीढ़ गर्दन सीधी रखिये। नॉर्मल श्वास प्रश्वास दोनो नासिकाओं से कीजिए। मन शांत रखिए। अब दाहिनी नासिक बंद करके बायी नासिका से पूरक कीजिये। पूरक के पश्चात दोनो नासिकाओं को बंद कर दीजिए। अंतर्कुंभक में रूक जाईये। ठुड्डी सिने तक लगाकर जालंधर बंध लगाईये। अपनी क्षमतानुसार सिने में श्वास को रोक कर रखें। अब सिर को उपर उठाकर बायी नासिका बंद कर के दाहिने (Right) नासिका से धीरे–धीरे श्वास को छोड़ दीजिये। यह एक चक्र पूरा हुआ। इस प्रकार चक्र के आवर्तन बढ़ाते हुए 8–10 चक्र अभ्यास करें। श्वास के अनुपात 1:1:1 रखीये। उसके बाद 1:2:2 और अंत में 1:4:2 रखीये। अंतर कुंभक के दरम्यान मूलबंध, जालंधर उड्डीयन तथा शांभवी मुद्रा का अभ्यास किया जा सकता है। इससे यह सभी क्रिया जोड़ दीजिए।

6 सूर्यभेदन प्राणायाम

हमारे शरीर में इडा और पिंगला नाड़ियाँ है। इडा से हम ठंडी साँस भरते हैं उसे चंद्रनाड़ी भी कहते हैं। यह शीतल होती हैं। पिंगला नाड़ी से श्वास गर्म आती हैं। यह सूर्य नाड़ी हैं। जब हम सूर्य नाड़ी से (Right) श्वास भरते है तब शरीर में ऊष्ण

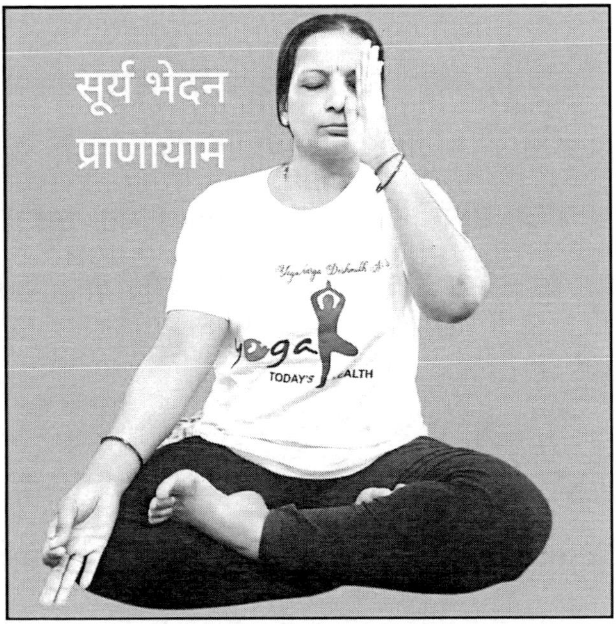

हवा प्रविष्ट होती है और हम जब सूर्यनाड़ी बंद करके चंद्रनाड़ी से याने (Left) नासिका से श्वास छोड़ते है तो वह ठंडी श्वास बाहर जाती है इसी प्रक्रिया को बार–बार दोहराना याने सूर्यनाड़ी से श्वास भरना और वह गरम श्वास सिने मे बंध लगाकर रोकना याने कुंभक करना और अपनी क्षमतानुसार उसे सिने मे रोक कर रखना यह अंतर्कुंभक हो गया। अब

दाहिनी नासिका बंद करके बायी नासिका से श्वास को छोडना यह पूर्ण क्रिया सूर्य भेदन प्राणायाम में आती हैं। यह एक आवर्तन पूर्ण हुआ। इसी प्रकार दूसरे आवर्तन करते समय भी दाहिनी नासिका से श्वास भरना और बायी नासिका से छोड़ना यह सिलसिला चालू रखना है। जितने भी सूर्यभेदन के हम आवर्तन करेंगे उस समय यही प्रक्रिया करनी चाहिये।

कृती :– ध्यान के किसी भी आसन में बैठ जाये। रीढ़ और गर्दन सीधी रेखा में रखें। हाथों को घुटने पर किसी मुद्रा में रखें। आँखे बंद करके संपूर्ण शरीर शांत रखें। जब शरीर शांत अवस्था में आयेगा तब कुछ समय अपनी श्वास प्रश्वास को देखें। श्वास धीरे–धीरे गहरी और धीमी हो जायेगी। अनामिका से बाये नासिका को बंद करें और दाहिनी नासिका से गहरी साँस भरे। पूरक करने के बाद दोनो नासिकाये बंद करके अतर्कुंभक करें। जालंधर, मूलबंध तथा ऊड्डीयान बंध भी लगाने का प्रयास करें। पहले मूलबंध उसके बाद उड्डीयान और अंत मे जालंधर बंध खोले। अब बाये नासिका छिद्र को बंद रखते हुये दाहिने नासिका छिद्र से धीरे–धीरे रेचक करें। यह एक आवर्तन हुआ। इस प्रकार 8–10 आवर्तन करें।

अवधी :– शुरू–शुरु में 8–10 आवर्तन करें। आगे अभ्यास बढ़ाकर 10 मिनट तक अभ्यास किया जा सकता हैं। धीरे–धीरे

कुंभक की अवधी बढ़ायी जा सकती हैं। अनुपात :– 1:1:1 से शुरु करें और बाद में 1:2:2 और 1:4:2 तक कुंभक बढ़ाया जा सकता है।

भोजन के बाद तुरंत सूर्यभेदन प्राणायाम नहीं करें। हृदय रोगी, हायब्लड प्रेशर, चक्कर आना इस प्रकार की व्याधी जिन्हें है वह साधक यह प्राणायाम न करें।

लाभ :– यह शरीर में ज्यादा उष्णता उत्पन्न करता है। वातदोष का निवारण होता है। लो ब्लड प्रेशर, नपुंसकता और कृमीरोग में उपयोगी है।

7 भस्त्रिका प्राणायाम

भस्त्र याने नली, धौंकनी जिसके द्वारा मुँह से हवा मारकर आग को भड़काया जाता है। और यही क्रिया हम प्राणायाम के जरिये शरीरांतर्गत उष्णता बढ़ाने के लिये करते हैं जिससे शारिरीक तथा मानसिक तापमान बढ़ता है।

कृती :– ध्यान के किसी भी सहज साध्य आसन में बैठिए। रीढ और गर्दन सीधी रखें। आँखे बंद करें। शरीर को शिथिल (Relax) करें। गहरी श्वास भरें और नासिकाओ से बलपूर्वक श्वास छोड़े। फिर से श्वास भरें, श्वास भरते समय पेट बाहर की ओर आता है। श्वास छोड़ते समय पेट अंदर की तरफ जाता है। 10–12 श्वास प्रश्वास इस प्रकार अभ्यास कीजियें। 10–12 श्वास प्रश्वास पूरे होने के पश्चात एक गहरी श्वास लीजिये और उसे धीरे–धीरे छोड़े। यह एक चक्र हुआ इस प्रकार 4/5 चक्रों का अभ्यास करें (आँखो को बंद करके अपना आंतरिक लक्ष श्वसन पर कुछ समय एकाग्र कीजिए।)

भस्रिका प्रकार 2 :– ध्यान के सहज साध्य आसन में बैठकर रीढ़–गर्दन सीधी रखीयें। आँखों को बंद करते शरीर शिथील कीजीयें। दाहिने हाथ के अंगूठे से दाहिनी नासिका बंद करके बायें नासिका से श्वास लीजिए तथा ऊसी नासिकासे श्वास

छोड़ दे। 8–10 बार सिर्फ बायें नासिका से ही श्वास प्रश्वास कीजीयें। इस दौरान पेट की हलचल होनी चाहिये। 8–10 श्वास प्रश्वास होने के बाद बायीं नासिका बंद करके दाहिने नासिका छिद्र से इसी प्रकार 8–10 बार श्वास प्रश्वास कीजियें। इसके बाद हाथ को नीचे लाकर दोनों नासिका छिद्र से श्वास प्रश्वास किजीये। अब एक चक्र पूरा हुआ। इसी प्रकार 4/5 चक्र दोहराईयें।

भस्रिका प्रकार 3 :– कुंभक के साथ प्राणायाम :– दाहिने नासिका को अंगूठे से बंद करें। बायें नासिका से श्वास लीजियें और छोड़ दे। श्वास प्रश्वास के समय पेट की हलचल होनी अनिवार्य हैं। अब बाये नासिका से पूर्ण रूप से श्वास भरके याने पूरक करके पूरे श्वास को भरकर दोनों नासिकांओं को बंद करके श्वास रोकते हुये अंतर्कुंभक करें। अपनी क्षमतानुसार श्वास को रोकने के बाद दाहिनी नासिका बंद करके बायें नासिका छिद्र से रेचक करें।

अब उपर वाली क्रिया के विपरीत प्रथम बायी नासिका बंद करके दायें नासिका छिद्र से श्वास भरे और बंध लगाकर कुछ समय पश्चात दाहिनी नासिका बंद कर के बाये नासिकासे श्वास को छोड़े। इसी तरह दोनो नासिका छिद्र से श्वास भरते हुये दोनो नासिकायें बंद कीजियें। श्वास को कुछ

समय सिने में रोककर रखियें। और अंत मे दोनो नासिकाये खोलकर धीरे–धीरे श्वास छोड़ दें। यह एक चक्र हुआ इसी प्रकार 4/5 चक्र का अभ्यास करें।

भस्त्रिका प्राणायाम प्रकार 4

बहिर्कुंभक के साथ अंतर्कुंभक अच्छे तरीके से आने लगे उसके बाद भस्रिका प्राणायाम में बहिर्कुंभक को जोड़कर करना चाहिए। प्रत्येक चक्र के बाद दोनों नासिका से गहरी श्वास भरें।" तत्पश्चात पूर्ण रेचक करें और श्वास कुछ समय तक बाहर रोकें । इस प्रकार 5/6 चक्रो तक अभ्यास करें। बहिर्कुंभक का समय धीरे–धीरे बढ़ाया जा सकता है। इस अवधी को बढ़ाने के लिए बल प्रयोग न करें।

भस्त्रिका प्राणायाम प्रकार 5 बंध के साथ

अंतर्कुंभक तथा बहिर्कुंभक सही ढंग से होने के बाद बंध के साथ उसे किया जा सकता हैं।

कृती :– प्रत्येक चक्र के बाद सिना भरकर श्वास ले और सिने में रोक ले। प्रथम ठुड्डी सिने तक लगाकर जालंधर बंध लगाईये और बाद में गुदास्थान के स्नायू अंदर खीचकर मूलबंध लगाइये। और अंतर कुंभक लगाईये। अंतर कुंभक के बाद पहिले मूलबंध और उसके बाद जालंधर बंध खोल दे। फिर दीर्घ रेचक करें। श्वास को बाहर रोके और महाबंध का

अभ्यास करें। महाबंध खोलकर पूरक करें इस प्रकार एक चक्र पूरा होगा। कम से कम 3/4 चक्रों का अभ्यास करें।

लाभ :– भस्त्रिका प्राणायाम से शरीर की प्रत्येक नसनाड़ियाँ कार्यान्वित होती हैं। शरीर के दोष दूर होते हैं। खून में कार्बन डायऑक्साईड का स्तर कम हो जाता है। पाचन संस्था सुदृढ़ बनती हैं। इससे वात, पित्त और कफ दोष दूर होते हैं। मन को शांती प्रदान करता हैं। मानसिक विकार दूर होते हैं। ध्यान की उच्चतम अवस्था प्राप्त होती हैं। कुंडलिनी शक्ति का जागरण संभव होता है।

8 कपालभाति प्राणायाम

अर्थ–कपाल के सामने वाला हिस्सा, भाति याने प्रकाश–प्रभा यह मस्तिष्क को प्रकाशित करता हैं। कपालभाति में श्वसन आरंभ में तीव्र होता है लेकिन अभ्यास से इसकी गती कम होती जाती हैं। कपालभाति करते समय रेचक शिघ्रता से होता है लेकिन पूरक धीरे से होता है।

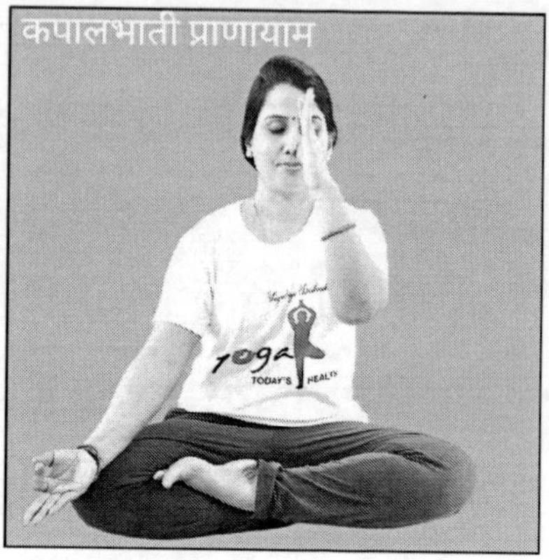

प्रकार 1 कृती :–

ध्यान के सहजसाध्य आसन में बैठिये। रीढ़ तथा गर्दन सीधी रखें। लेकिन दोनों हाथों को घुटने पर चिन या ज्ञान मुद्रा में रखें। आँखे बंद करके शरीर शांत रखें। दोनों नासिकाओ द्वारा गहरी श्वास भरे और पेट के स्नायूओं को सिकुडते हुये श्वास छोड़ें।

अगली श्वास सहज पूरक से भरें। शुरु में 8–10 बार पूरक तथा रेचक करें। 10 बार श्वास प्रश्वास होने के बाद गहरी श्वास लेकर छोड़ दीजियें। यह एक चक्र हुआ।

इसी प्रकार 4/5 चक्र का अभ्यास करें। 4/5 बार अभ्यास होने पर कपाल मध्य पर याने दोनो भृकुटी के मध्य पर ध्यान देकर शांती का अनुभव करें। उदर श्वसन अपेक्षीत हैं। और धीरे–धीरे 4/5 श्वसन से बढ़ाकर श्वास–प्रश्वास की संख्या 15/20 तक ले जा सकते हों।

सीमायें :– हृदयरोग, उच्च रक्तचाप चक्कर आना, हर्निया, अल्सर, इन्हें यह अभ्यास नही करना चाहिये।

लाभ :– चयापचय में वृध्दी होती हैं। दमा, अस्थमा ब्रोंकाइटिस इस प्रकार के व्याधियों को दूर करता है। अध्यात्मिक प्रगती होती हैं। मन शांत होकर ध्यान की अवस्था प्राप्त होती है।

प्रकार 2 :–

एक के बाद दूसरी नासिका से कपालभांती = ध्यान के सहजसाध्य आसन में बैठ जाये। दाहिने हाथ के अंगुठे से दाहिनी नासिका बंद करें। बाये नासिका से श्वास भरें और छोड़ दें। इस प्रकार 8–10 बार दाहिनी नासिका बंद कर के ही श्वास लेना और छोड़ना है। 8–10 श्वास प्रश्वास के पश्चात बायी नासिका बायें हाथ के अंगुठे से बंद करें । दाहिने नासिका से 8–10 बार श्वास भरे और छोड़े। अब दोनों नासिकाये खुली रखते हुये दोनों नासिकाओं से एक साथ श्वास भरे तथा छोड़े, यह भी 8–10 बार करना है। यहां एक चक्र पूरा हुआ। इस प्रकार 4–5 चक्र तक अभ्यास करें। इसमें प्राविण्य आने से आप श्वास की संख्या बढ़ा सकते हैं।

प्रकार :– 3

अंतर्कुंभक तथा बहिर्कुंभक के साथ कपालभांती प्राणायाम :–

एक चक्र पूरा करने के बाद सिना भरके श्वास अंदर लेकर अंदर रोक कर रखें अपनी क्षमता तक सिने मे श्वास अंदर रोकने के बाद धीरे–धीरे लंबा रेचक करें। इस प्रकार 4/5 बार इस तरह से अंतर्कुंभक के द्वारा प्राणायाम करें।

प्रकार – 4

बंध के साथ कपालभाती प्राणायाम :– अंतर्कुंभक तथा बाह्य कुंभक में प्रगती हासील होने के बाद बंध लगाकर यह प्राणायाम किया जा सकता हैं। जालंधर बंध और मूलबंध इन्हें अंतर कुंभक लगाते समय लगाना चाहिये और महाबंध को. बाह्य कुंभक के समय करना चाहिये। गहरी श्वास सीने में भरकर तनाव रहित अवस्था मे अंतरकुंभक करें। इसी समय जालंधर बंध और मूलबंध लगाईये। अपनी क्षमतानुसार श्वास रोककर लगाया हुआ मूलबंध तथा जालंधर खोलकर दीर्घ रेचक करें। इसी तरह बहिर्कुंभक करते समय महाबंध लगाये। अपनी क्षमतानुसार बंध लगाने के बाद महाबंध खोलकर पूरक करें। इस तरह से 4/5 चक्रों का अभ्यास करें।

9 शितली प्राणायाम

शितली और शितकारी यह प्राणायाम हमारे शरीर में ठंडक पैदा

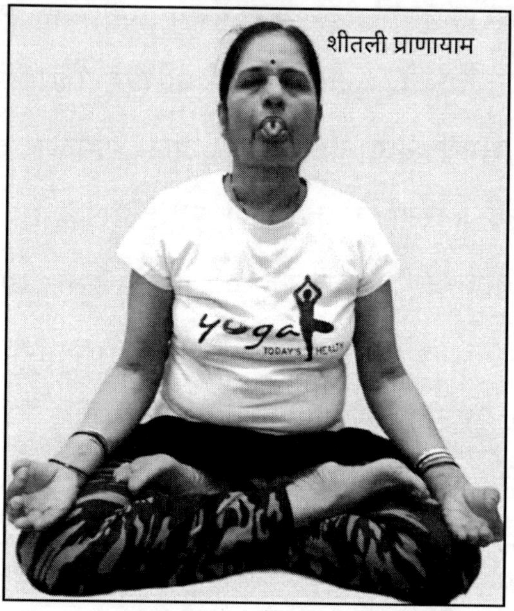

करते हैं। उष्णता से होने वाले बहुत सारे विकार में इस प्राणायाम से राहत मिलती है। यह दोनो प्राणायामों में श्वास को मुँह से भरा जाता हैं। इससे जुबान के ऊपर और मुँह के अंदर के गीलेपन का बाष्पीकरण होता है। इससे मुँह के अंदर जाने वाली हवा ठंडी होती है। यह ठंडी हवा से फेंफड़ों के रक्त नलिकाये ठंडी होती हैं जिससे शरीर का अतिरिक्त तापमान कम होने लगता हैं। और तापमान को सही मात्रा में रखने का काम होता है।

विधी :– ध्यान के सहज साध्य आसन में बैठें। हाथ किसी भी मुद्रा में घुटने पर रखे। आँखे बंद करके पूरा शरीर शांत रखें। सर्वप्रथम अपनी जुबान को बाहर निकालकर जुबान को दोनों

किनारे से मोडकर जुबान नलिका (पुंगली) द्वारा श्वास भरे और जिव्हा को अंदर कर लें, मुंह को बंद करें और नासिकाओ द्वारा रेचक करें। जुबान के नलिका द्वारा श्वास अंदर भरते समय "सी–सी" इस प्रकार से ध्वनी उत्पन्न होगा और जिव्हा को ठंडक महसूस होगी। यह एक चक्र हुआ इस प्रकार 10–12 चक्रो तक अभ्यास करे।

प्रकार–2 :–

अंतरकुंभक के साथ शितली प्राणायाम जुबान को नली के समान बनाकर उस नली द्वारा श्वास भरने के बाद ऊस ठंडी श्वास को कुछ समय तक अंदर रोकें। यह अंतर्कुंभक हुआ अपनी क्षमतानुसार श्वास रोककर फिर दोनों नासिकाओ द्वारा श्वास को छोड़ना है। इसे ठंडे मोसम में नहीं करना चाहिये।

10 शीतकारी प्राणायाम

ध्यान के सहजसाध्य आसन में बैठ जाईयें। आँखे बंद करके शरीर शिथील करें। दांतो को एक दूसरे पर दबाकर दाँत दिखायी पड़े इस प्रकार होंठों की स्थिती कीजिये। दाँतो के बीच से श्वास को अंदर खीचियें।

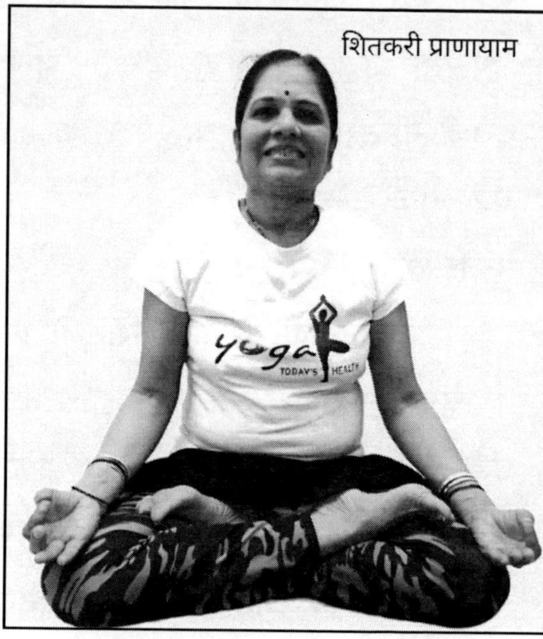

शितकरी प्राणायाम

पूरक करने के बाद होंठ बंद कर दें। नासिकाओं द्वारा लंबा रेचक कीजिये। याने श्वास छोड़ दे। यह 1 चक्र हुआ। इस प्रकार 10–12 बार श्वास दांतों से भरें। धीरे–धीरे इसका प्रमाण बढ़ाते हुये 20 चक्रो तक बढ़ाएँ।

11 काकी प्राणायाम

प्रकार 1 :–

ध्यान के सहज साध्य आसन में बैठ जायें। आँखे बंद करें तथा शरीर शिथील करें । सिटी बजाते समय होठों की स्थिती जिस प्रकार होती है वैसे मुँह को बनाईयें। आँखे खोलते हुये नासिका के अगले

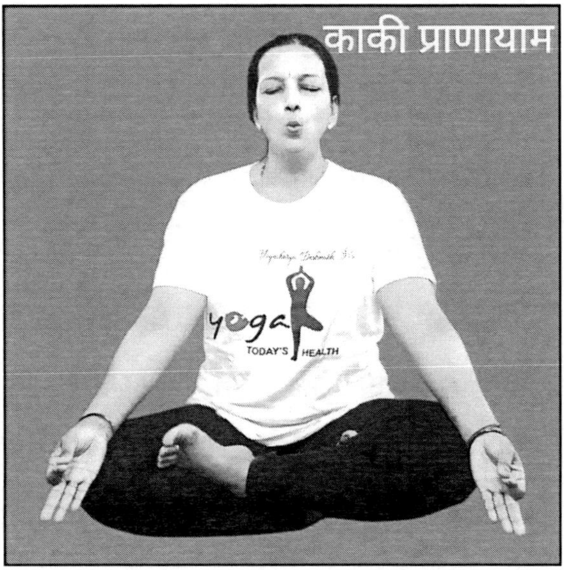

सिरे पर केंद्रित करें। सिकुडे हुये मूह से गहरी श्वास. अंदर खीच लें। श्वास लेने के बाद होठो को आपस में मिला ले और दोनो नासिकाओ से श्वास को धीरे–धीरे बाहर छोड़ दें। इस समय आँखों को नासिका के अग्रभाग पर क्रेंदित रखे आंखो की स्थिति तिरछा देखने वाले की तरह होनी चाहिए। यदि आंखों पर तनाव आ जाये तो आंखे बंद कीजिए। श्वास को नासिका से दीर्घ रेचक करे।

प्रकार 2 :–

जालंधर तथा मूलबंध के साथ काकी प्राणायाम :– सहज साध्य आसन में बैठियें।

काकी प्राणायाम की क्रिया करते हुये पूरक के बाद कुंभक करें। नासिकाग्र दृष्टि रखते हुए जालंधर बंध लगाईये। इसी समय गुदास्थान के स्नायू अंदर खिचते हुये मूलबंध लगायें। अपनी क्षमतानुसार कुंभक तथा बंध लगाने के बाद प्रथम मूलबंध खोले और बाद में जालंधर बंध खोल दें। गर्दन को उपर उठाकर दोनो नासिकाओ द्वारा दीर्घ रेचक करें। इसी प्रकार 8–10 बार इस प्राणायाम को दोहराये। हर समय आपकी नजर नासिका के अग्रभाग पर टिकी रहनें दे।

लाभः– काकी प्राणायाम से साधक हमेशा तंदरुस्त रहता है। जैसे कौवा कभी बिमार नही पड़त्ता वैसे ही साधक की स्थिती बनती हैं। इसलिये इसे काकी मुद्रा कहा जाता है। थकान और बेचैनी दूर होती है। पाचन संस्था सुधारती है। आँखो की क्षमता बढ़ती है।

12 प्लाविनी प्राणायाम

यह वायू सार की तरह का प्राणायाम हैं। इसमें हवा को पेट के अंदर रोक कर रखा जाता है। प्लवन याने तैरना और प्लाविनी के अभ्यास से साधक को पानी में बिना हाथ पैर हिलाते हुये तैरना आ जाता है, जैसे किसी लकड़ी को तैरते देखते है उसी प्रकार साधक भी कई समय तक पानी के सतह पर निश्चल तैरता रहता है।

कृती :— ध्यान के साथ सहज साध्य आसन में बैठें। नासिकाओ द्वारा श्वास को भरे और खाना निगलते समय गले की हलचल की तरह भरी हुई हवा को पेट में निगल जायें। इस प्रकार 5/6 बार हवा निगलनी हैं। यह एक चक्र हुआ। इसी प्रकार 3/4 चक्र का अभ्यास करें।

प्लाविनी प्राणायाम का अभ्यास :— क्रिया, आसन तथा प्राणायाम के पश्चात करना चाहिये। इस प्राणायाम के बाद शिर्षासन या सर्वांगासन करना जरूरी हैं।

लाभ : — प्लाविनी प्राणायाम करने से वात–पित्त दोष दूर होते हैं। उपवास के समय यह प्रमाणायाम हमें भूख प्यास से बचाता है। योगी जन समाधी अवस्था में जाने से पहले इस प्राणायाम का अभ्यास करते हैं।

प्लाविनी प्राणायाम प्रकार–2

अपनी क्षमता के अनुसार ध्यान के किसी भी आसन में बैठें। वज्रासन, पद्मासन, सिद्धासन अथवा सुखासन इनमे से किसी भी सहज साध्य आसन में बैठे। दोनो हाथों को एक दूसरे से कोहनीयों में पकडे। अब दोनो नासिकाओ द्वारा श्वास भरते हुये कोहनियों को पकडे हुये हाथों को सर के ऊपर में ले जाइये। अपनी क्षमतानुसार श्वास को सीने में रोककर रखीये। साथ ही साथ अपने पकड़े हुये कोहनियों की स्थिती भी सर के ऊपर वैसे ही रहेगी। अब श्वास को छोड़ते समय पकडे हुये हाथ उसी अवस्था में अपनी गोद में लायेंगें। जब हम श्वास भरते हुये हाथों को उपर ले जाते हैं उसी स्थिती में पूरे पेट में भरे हुये श्वास द्वारा पेट को और ज्यादा फुलायेंगे। पेट–फुटबॉल की तरह श्वास से फुलाइये। पूरे शरीर का वायू पेट में जमा करके रखा है ऐसी भावना रखें। अपनी क्षमता के अनुसार पेट फुलाकर रूक जाइयें। फिर दोनों नासिकाओं द्वारा श्वास को धीरे–धीरे बाहर छोड़ दे और हाथों को नीचे ले आईयें। 4/5 आवर्तन कीजियें।

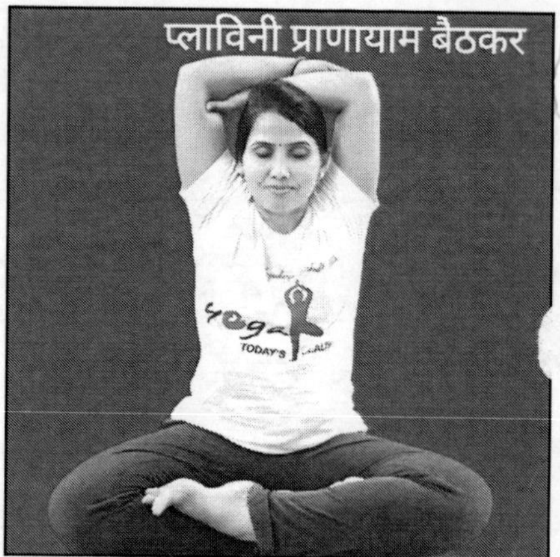

प्लाविनी प्राणायाम – प्रकार 3

पद्मासन लगाकर भूमी पर लेट जाइये। सिने पर. दोनों हाथों से कोहनियाँ पकड लें। श्वास को पेट से भरते हुये दोनों पकडे हुये हाथों को सिर पर ले जाईयें। अपनी क्षमतानुसार श्वास को पेट में रोककर पेट फुलाईये।

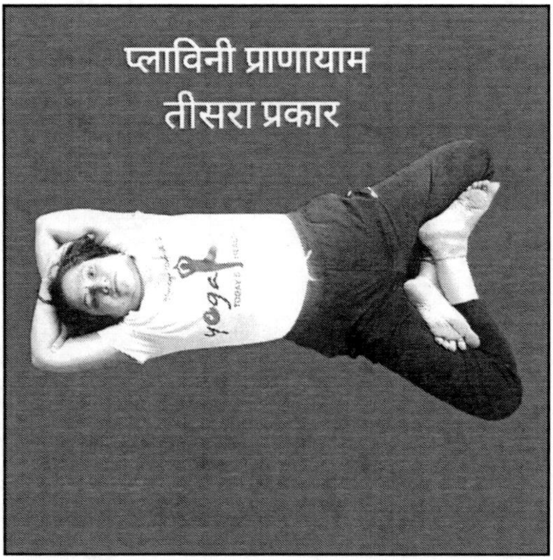

अब श्वास को छोड़ते हुये हाथों को पूर्ववत सिने पर ले आईये। 4/5. आवर्तन कीजियें।

अभ्यास बढ़ने पर काफी समय तक श्वास प्रश्वास धीरे–धीरे करते रहने की आदत बन जाती है। आदमी कमलपत्र के समान पानी में बिना हाथ पैर हिलाये तैर सकता हैं।

लाभ :– शरीर हलका बनता हैं। चलने में, दौडने में कष्ट नही होता आध्यात्मिक प्रगती होती है। मन एकाग्र होता है। पेट के विकार दूर होते हैं। बद्ध कोष्ठता दूर होती हैं। वीर्य तथा रक्त शुद्धी होती है।

1) नेती

पानी द्वारा नासिकाओं की सफाई की जाती हैं। नेती के लिये नेती पॉट बाजार में मिलता हैं। शुरु–शुरु में गुनगुने पानी में 1 चम्मच नमक डालकर सीधे खड़े होकर सामने की ओर झुकते हुये एक साईड में झुक जायें। पॉट की टोटी को नाक के सुराग में डाले और

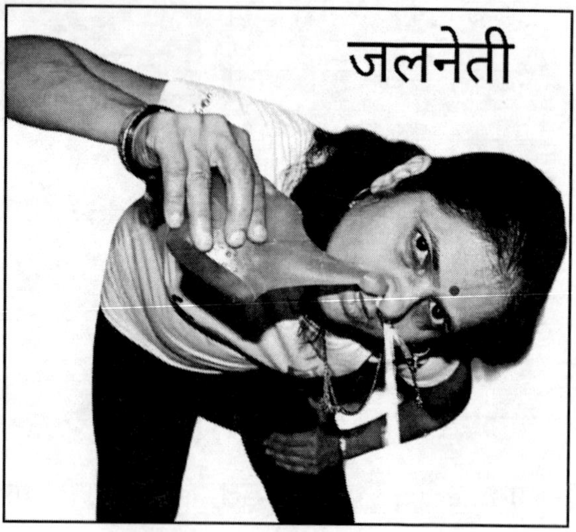

उपर उठाकर पॉट तिरछा करे ताकी पानी नासिका से अंदर जाकर दुसरी नासिका से बाहर निकले। इस समय श्वास मुँह से लेनी होती है। इसी तरह दुसरे नासिका से करें। छिंक मारकर नासिकाओं को साफ करें।

लाभ : श्वास विकार दूर होते हैं। दमा, अस्थमा, सायनस, सर्दी इन व्याधियों को जड़ से निकालने में लाभप्रद है। मायग्रेन में भी लाभकारी हैं। आलस्य हटाकर स्फुर्ती प्रदान करती हैं।

सूत्र (कॅथेटर) नेति :–

सूत्र याने धागे द्वारा नासिकाओं की सफाई की जाती हैं। आजकल धागे के अलावा सहजसाध्य रबर कॅथेटर के जरिये नासिका शुद्धी की जाती है। इस कॅथेटर का नंबर ४ लेने से आसानी होती है।

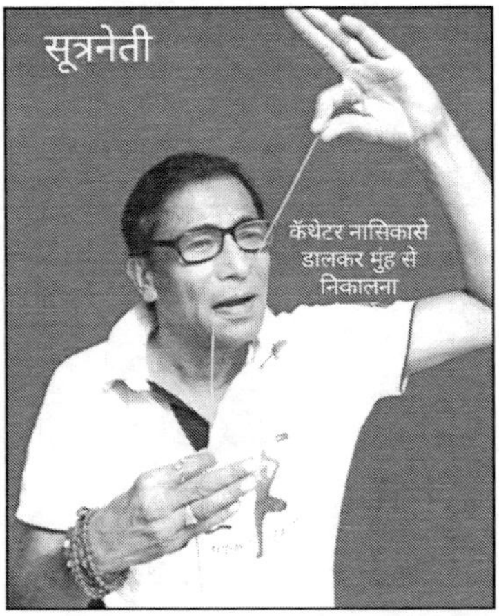

कॅथेटर की नुकीली बाजु से एक नासिका से धीरे–धीरे प्रविष्ट करें। गले तक यह पहुँचने पर तर्जनी और अंगुठे द्वारा मुँह में आया कॅथेटर का छोर पकड़कर धीरे–धीरे मुँह से निकालें। और आगे पीछे सरकाईयें। इसी प्रकार 2–3 बार करके दूसरी नासिका से इसी क्रिया को दोहराईयें। इसे १५ दिन में एक बार करना उचित हैं।

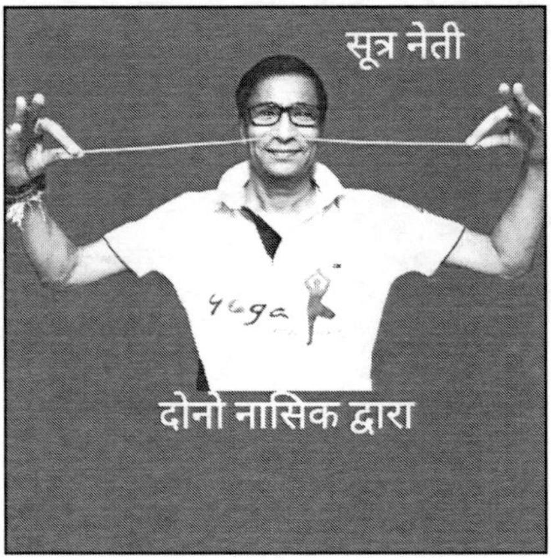

लाभ : नाक की बढ़ी हुई हड्डी कम होती हैं। नासिका छिद्र का मांस बढ़ा हो तो उसे भी सुयोग्य स्थिती में लाया जाता है।

२) धौती (कुंजल क्रिया)

पानी को एक साथ पीकर उलटी द्वारा बाहर निकालना है। इसे वमन धौती कहते हैं।

विधी :–

दो लीटर गुनगुने पानी में 2 चम्मच नमक डालकर उखड्डु बैठकर लगातार पानी पिये। अपने गले तक पानी आने तक (आकंठ) पानी पिने के बाद खड़े हो जाईये। अपने

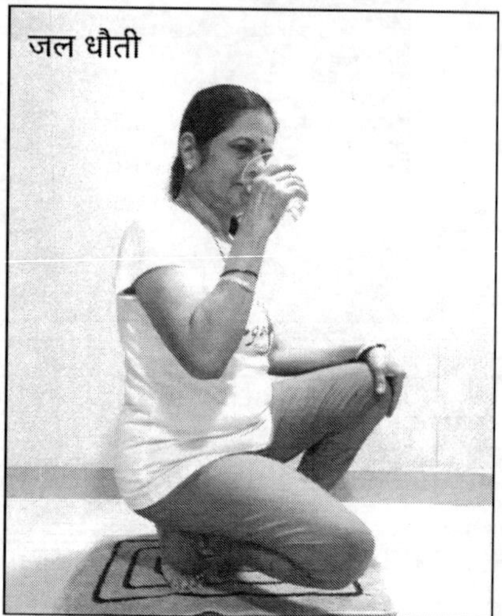

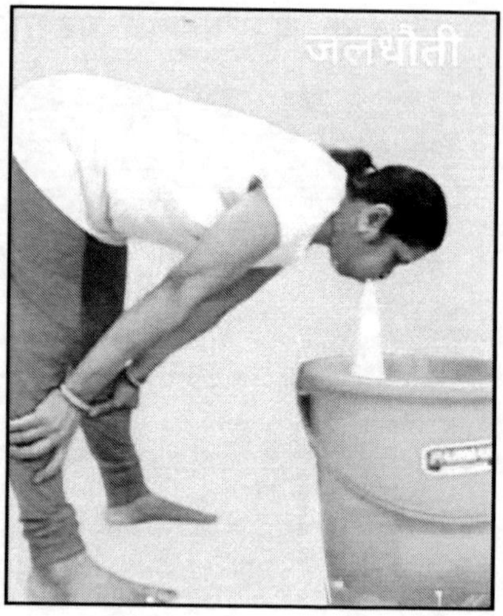

कमर के उपर वाले हिस्से को आगे झुकाकर हाथ की ऊँगलियों द्वारा उलटी निकालने का प्रयत्न करें। ३–४ बार इस तरह करने से पिया हुआ पानी बाहर निकलता हैं। पेट में बचा हुआ पानी पेशाब तथा सौच मार्ग से निकलता हैं।

लाभ : गैस की समस्या हल होती है। कफ बाहर निकाला जाता हैं। इससे दमा, अस्थमा, श्वाससंबंधी बीमारीयाँ दूर होती हैं। त्रिदोष दूर होते हैं। शरीर का मेद (चरबी) कम होकर शरीर हल्का बनता है।

सजगता : –

अल्सर, हृदयविकार वाले साधक इसे न करे। अतिकृष व्यक्ती को भी यह नही करना चाहिये।

धौती १५ दिन में ३ बार सलगता से करनी चाहिये।

नौली : –

पेट की मसाज : नौली ४ प्रकार से की जाती हैं। १) मध्य नौली, २) वाम नौली, ३) दक्षिण नौली, ४) नौली चक्र।

१) **मध्य नौली** : दोनो पैरो में ३ फिट का अंतर रखकर खड़े हो जाईयें। श्वास को पूरी तरह बाहर निकालकर हाथ के पंजो को जाँघो पर रखकर बाह्य कुंभक की अवस्था में जालंधर बंध

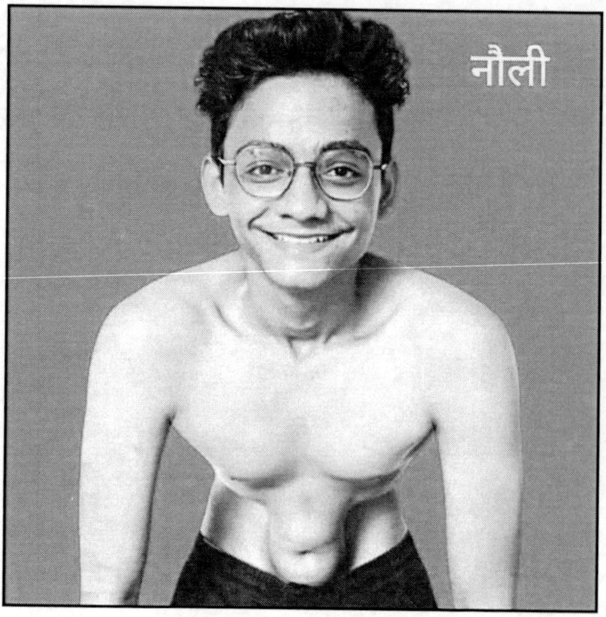

लगायें। पेट के निचले हिस्से को सिकुडकर गुदास्थान के मसल्स भी उपर की तरफ खीचें। अपनी क्षमतानुसार रोक कर रखें। अब संकुचन अवस्था छोड़कर नॉर्मल स्थिती में खड़े हो जायें। पेट को फैलाकर पूरक करें। धीरे–धीरे मध्य नौली की अवस्था साध्य हो जायेगी।

२) **वाम नौली** : गुदास्थान के नजदीक पेट के मसल्स को बायें ओर ले जाने की क्रिया को वाम नौली कहते है। इस नौली को करते समय पेट के निचेवाला हिस्सा संकुचीत करके तथा गुदास्थान के नजदीकी मसल्स को सर्व प्रथम बताई गयी मध्य नौली की स्थिती में पेट के बीचोबीच सिधी खड़ी तरीके से नौली करने के बाद उन मसल्स को बायी ओर ले जायें यह वाम नौली है।

३) **दक्षिण नौली** : वाम नौली याने बायी तरफ पेट के मसल्स ले जाने के बाद उन मसल्स को दाहिने बाजू में ले जाने को ही दक्षिण नौली कहते हैं।

४) **नौली चक्र** : उपरी तीनों प्रकार सहज प्राप्त हो जाने के पश्चात नौली चक्र का अभ्यास किया जा सकता हैं। अपने पेट के मसल्स बाये–दाये बार–बार घुमाते जायें। फिर मध्य नौली करें। इसे नौली चक्र या मंथन कहते हैं। पेट के मसल्स को पानी के लहरों की तरह घुमाना इसमें अभिप्रेत हैं।

बैठकर करने वाले आसन

१) वज्रासन

घुटनों के बल जमीन पर बैठ जाए। पैरो के अंगूठे एक साथ मिले हो, एड़िया एक दुसरे से अलग–अलग हो। पैरो के पंजो के भीतरी भाग के ऊपर रखी एड़ियाँ नितंब का स्पर्श करती रहें। हाथों को घुटनों पर रखे। हथेलियाँ नीचे कि ओर हो। पीठ और गर्दन सीधी रखे। पर बिलकुल तनावरहित हो। आँखे बंद कर ले। शरीर

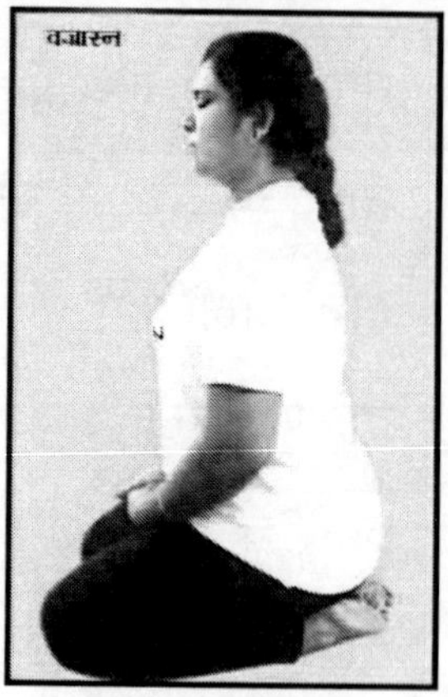

को एकदम हलका कर लेना चाहिए। हमारा श्वास प्रश्वास सामान्य रूप से चलता रहेगा। पुरा ध्यान नासीका के द्वार पर रखते हुये आती हुयी श्वास और जाती रही श्वास पर लक्ष्य केंद्रित करे। वज्रासन एक ऐसा आसन है जो ज्यादा समय तक यथा संभव किया जा सकता है।

लाभ :– भोजन के बाद तुरंत करने से अन्न का पाचन अच्छा होता है। पाचन कि क्षमता बढती है। हर्निया, बवासीर, हायड्रोसील में भी फायदेमंद है। महिलाओं की मासिक स्त्राव की गडबडी दुर होती है। ध्यान में बैठने के लिए एक अच्छा आसन माना गया है।

२) पद्मासन

शरीर के सामने पैर फैलाकर बैठ जाईये। फिर धीरे से एक पैर मोडकर पंजे को दुसरी जांघ के उपर रखे। पैर का तलवा

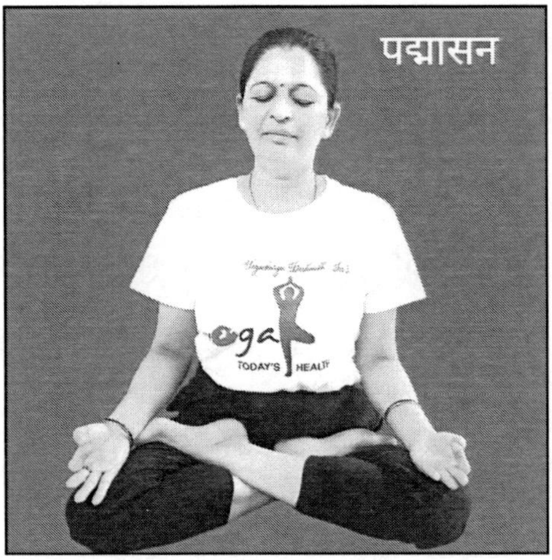

उपर कि ओर रहे। अब दुसरा पैर मोडे, और पंजे को दुसरी जांघ पर रखें। हमारे दोनो घुटनों का स्पर्श जमीन से हो। इसे अच्छी स्थिती मानी जाती है। रीढ और गर्दन सीधी रखे। हमारा शरीर पुरा तनावरहित अवस्था में हो। मन शांत, आँखे बंद और हमारे हाथो को चिन् या ज्ञान मुद्रा में घुटनो पर रखे। या बाये हाथ के तलवे में दाहिना हाथ इस प्रकार रखें।

लाभ :– पद्मासन में बैठने से शरीर में स्तिरता बढती है। मन शांत होता है। गुदास्थान में स्थित मुलबंध दृढतापूर्वक लगाया जाता है। ध्यान के लिए एक उत्तम आसन है।

सूर्य नमस्कार

सूर्य नमस्कार यह सर्वांग सुंदर व्यायाम है। जिससे शारीरिक, मानसिक तथा अध्यात्मिक स्तर बढ़ता है। सूर्य नमस्कारों के अनेक प्रकार है। लेकिन सर्व सामान्य साधकों के लिये दस (१०) आसनो वाला सूर्यनमस्कार पर्याप्त है। सूर्यनमस्कार यह पूर्ण साधना है। जिसमें मंत्र प्राणायाम तथा ध्यान इन तीनों का समावेश आता है। इसलिये सूर्य नमस्कार सुबह, सूर्योदय के समय करने से सुरज की उर्जा हमे और गतीशील बनाती है। जिससे एक परिपूर्ण और अधिक गतिशील जीवन प्राप्त होता है। इसे सुबह और शाम किसी भी समय कर सकते है। कम से कम दिन के १२ सुर्य नमस्कार जरूर कीजिये।

सकळ दोषांचा परिहार। करीता सूर्या नमस्कार।
स्फूर्ति वाढे निरंतर। सूर्य दर्शन घेता ।
(रामदास स्वामी)

१० अंको वाला सूर्य नमस्कार, इसका मतलब एक सूर्य नमस्कार पूर्ण करने के लिये १० आसन करना।

१) उर्ध्व नमस्कार :–

दोनो पैरो पर खडे होकर अपने दोनो हाथ उपर ले जाइए। शरीर को कमर से उपरी हिस्से से थोड़ा पीछे की ओर झुकाइए। श्वास को भरते हुऐ हाथों को ऊपर ले जाइए।

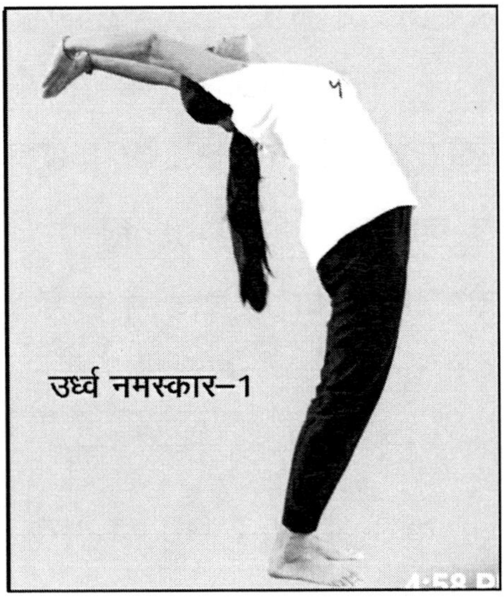

उर्ध्व नमस्कार–1

२) पाद हस्तासन :–

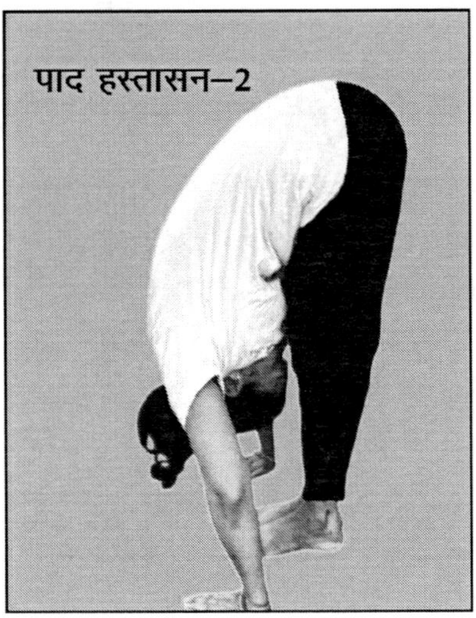

पाद हस्तासन–2

सामने कि ओर झुकते हुए हाथ के पंजे जमीन तक लगाइए। कमर पर ज्यादा जोर नही दे। अपनी क्षमतानुसार घुटनों कों न झुकाते हुए नीचे झुक जाइए। सामने झुकते समय श्वास को छोड दे।

३) एक पाद प्रसरण (अश्व संचालनासन) :–

दोनों हथेलियों को पैरो के बाजु में जमीन पर सीधा रखे। दाहिना (Right) पैर पीछे ले जाइए और बाया (Left) पैर दोनो हथेलियों के बीच में रहने दे। घुटने को मोड़कर रखे। सिर को पीछे झुकाकर उपर कि तरफ देखे। श्वास को भरते हुए दाहिने पैर को पीछे ले जाइए।

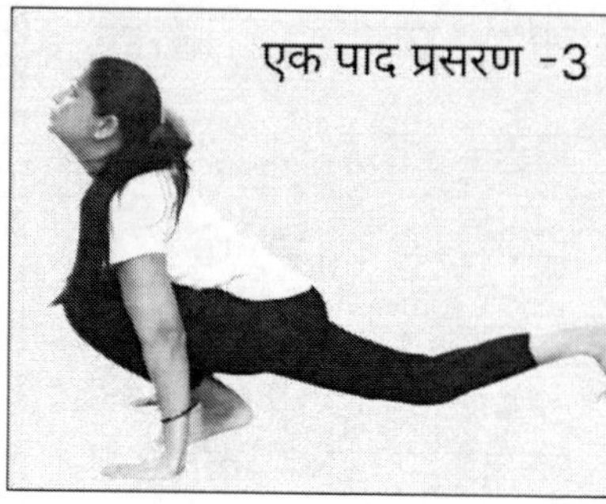

एक पाद प्रसरण -3

४) द्विपाद प्रसरण :–

बाया पैर भी पिछे ले जाये, और कंधे से लेकर पुरा शरीर एड़ियों तक एक सीधी रेखा में रखे। घुटने और कोहनीया सीधी रखें, उन्हे मोड़ना नही है। दोनो हथेलियाँ तथा पैरो के पंजो पर शरीर संतुलित कीजिए। रेचक करे और फिर से पुरक करे।

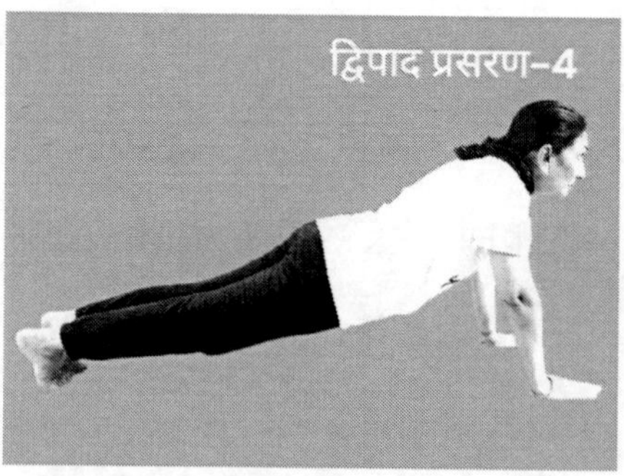

द्विपाद प्रसरण-4

५) अष्टांग नमस्कार :–

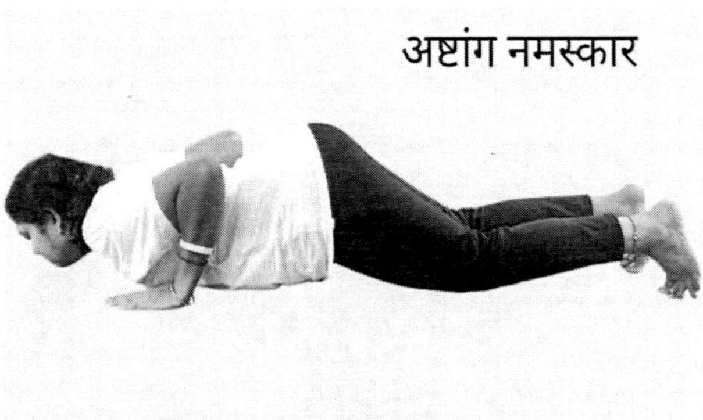

दोनों हथलियों के बल पर घुटने, सीना और ठुड्डी को नीचे लाकर जमीन का स्पर्श करे। पुरा शरीर एक सीध में ही रखे। नितंब और पेट जमीन से थोड़ा उपर उठाकर रखीए। दोनो कोहनियाँ शरीर से सटाकर रखे और श्वास को बाहर रोक कर रखे।

६) भूजंगासन :–

श्वास भरते हुऐ नितंब और कमर तक का भाग नीचे लाकर जमीन को स्पर्श करते हुए रखे। सिर से कमर तक का भाग धनुष्याकार बनाते हुये उपर उठाइए। सीने को सांप कि तरह आगे लेकर सीना फुलाइए। सिर पीछे कि ओर झुकाइए। दोनो हाथों कि कोहनियों को थोड़ा सा मोड ले।

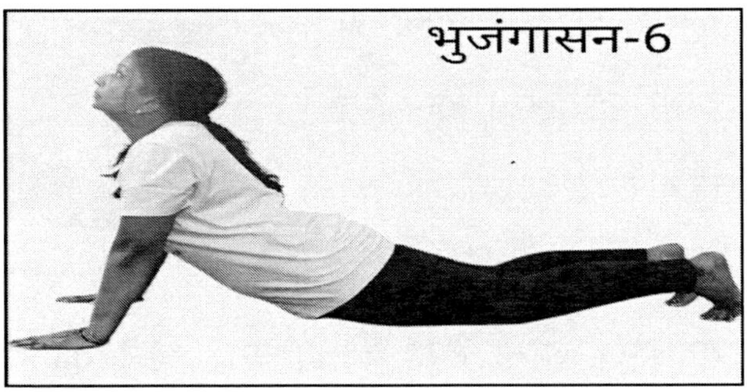

७) पर्वतासन :–

पैरो के पंजे तथा हथेलियाँ जमीन पर ही स्थित रखे। नितंब को उपर उठाये। एडियाँ जमीन पर टिकाकर रखे। नितंब को उपर उठाते समय श्वास को छोड़ दे और हमारी नजर पैरों के अंगुठे पर होनी चाहिये।

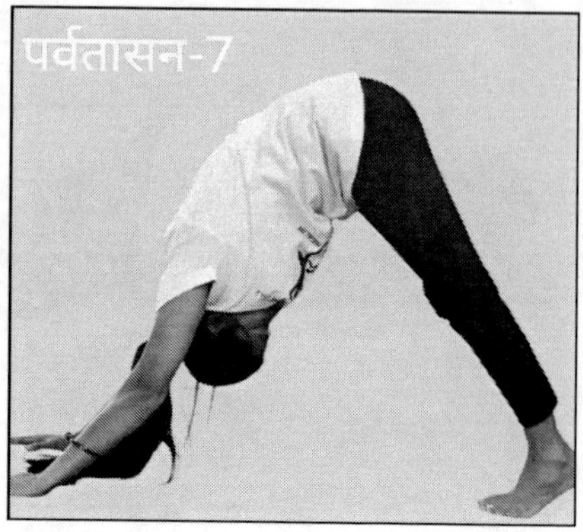

८) एक पाद आकर्षण :–

श्वास को भरते हुये (३) की स्थिती में (एकपाद प्रसरण) स्थिती के समय जो दाहिना पैर हमने पीछे लिया था उसे फिर से दोनो हथेलियों के बीच लाकर रखे। कमर का भाग जमीन कि तरफ दबाइए। सीना आगे निकालिये। सिर को पीछे झुकाकर उपर कि तरफ देखे।

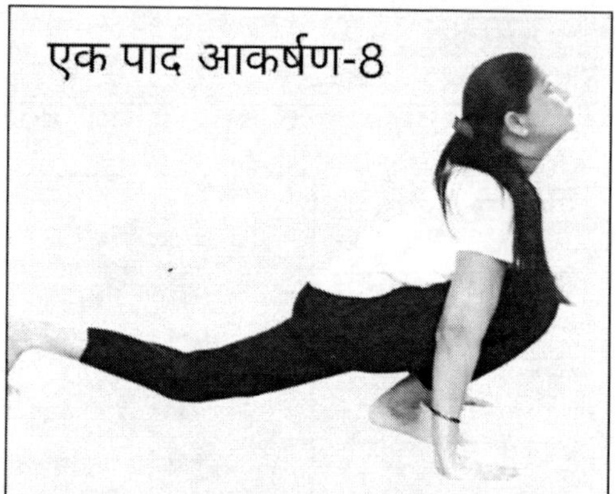

९) द्विपाद आकर्षण :–

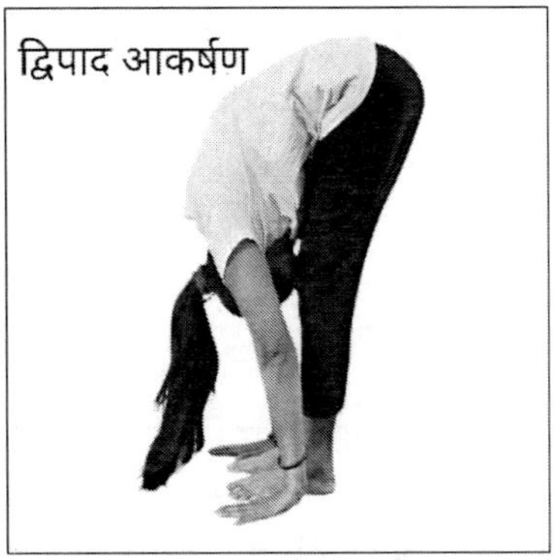

अब हथेलियों को जमीन पर रखे हुऐ स्थिती में ही बाये पैर को भी हथेलियों के बीच मे लाइए। दोनो घुटने सीधे रखते हुए सिर को घुठने से लगाने का प्रयास करे, यह पाद हस्तासन (जानु शिरासन) की स्थिती है। इस स्थिती में श्वास को छोड दीजिए।

१०) सावधान स्थिती :–

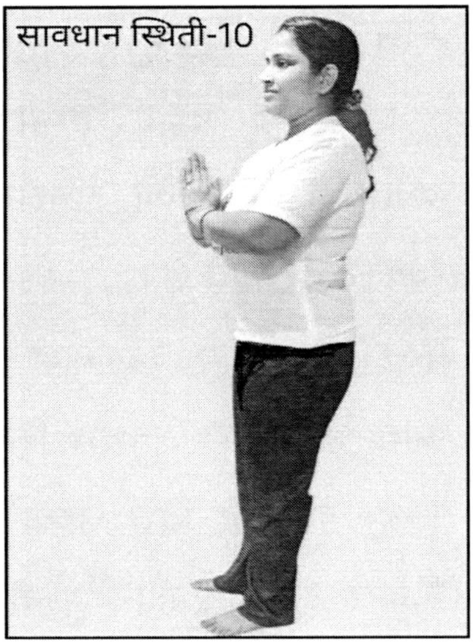

पुरक करते हुए सीधे खडे हो जाइए। दोनो हाथ अपने कमर के बाजु में या सिने के मध्य में नमस्कार कि स्थिती में रखीये। बाद मे सहज श्वास प्रश्वास कीजिए।

बीजाक्षरो के साथ सूर्य के 12 नाम

१) ॐ –हां मित्राय नमः (पहला)

२) ॐ –हीं रवये नमः (दुसरा)

३) ॐ –हूं सुर्याय नमः (तिसरा)

४) ॐ –हैं भानवे नमः (चौथा)

५) ॐ –हौं खगाय नमः (पाँचवा)

६) ॐ –हः पूष्णे नमः (छठा)

७) ॐ –हां हिरण्यगर्भाय नमः (सातवा)

८) ॐ –हीं मरिचये नमः (आठवा)

९) ॐ –हूं आदित्याय नमः (नववा)

१०) ॐ –है सवित्रे नमः (दसवां)

११) ॐ –हौं अर्काय नमः (ग्यारहवा)

१२) ॐ –हः भास्कराय नमः (बारहवा)

नियमित रूप से (१२) से बढाकर (२४) तक सूर्य नमस्कार करें। बिजाक्षरों के साथ सूर्य नमस्कार करने से मिलने वाले फायदे :–

१) (–हां) इसका उच्चार ह्रदय से निकलता है, और ह्रदय मजबुत बनता है। रक्त का संचलन सुधरता है। अस्थमा, क्षय, कफ विकार दूर होते है।

२) (–हीं) कफदोष का नाश होता है। श्वसन संस्था में सुधार आता है। इसका उच्चार सिने से निकलता है।

३) (–हूं) इस का दिर्घ उच्चारण पेट से होता है। पेट के सभी विकार दूर होते है। पेडू के स्थान पर भी दबाव आता है और वहा की नस नाडिया कार्यक्षम बनती है।

४) (–हैं) इसके उच्चारण का परिणाम मूत्राशय पर पडता है, और मूत्र विसर्जन संबंधी तकलिफे दूर होती है।

५) (–हौं) इसके उच्चारण का असर गुदास्थान पर पड़ता है। गुदास्थान के विकार, कब्ज इत्यादि दूर होते है।

६) (–हः) इसका उच्चारण कंठ से होता है। तालू तथा मस्तिष्क में स्पंदन होते है, जिसके फलस्वरूप सिना तथा दिमाग कार्यक्षम बनता है।

यह छः बीजाक्षरों का उच्चारण पुनः पुनः छह सूर्य नमस्कारों के बाद सात वे से लेकर बारहवे सूर्य नमस्कार तक पुनः १ क्रम से शुरू कीजिए।

लाभ :– सूर्य नमस्कार शरीर के सभी अंगो को सुंदर सुडौल तथा कार्यक्षम बनाता है। इसीलिये इसे "सर्वांग सुंदर व्यायाम" कहते है। यह शरीर के सभी अंतस्त्रावी ग्रंथीयों की क्षमता बढाता है। यह फेफडो में ताजा ऑक्सीजन वायु भरता है। जिसमे दिमाग को शुद्ध रक्त प्राप्त होता है। चपलता आती है। शरीर के सभी आवश्यक अंग पुष्ट बनते है। अनावश्यक चरबी को कम किया जाता है। तथा पेट पतला करने में मदद मिलती है।

अंतरंग साधना – ध्यान के लिए उपयुक्त आसन

1) सुखासन :–

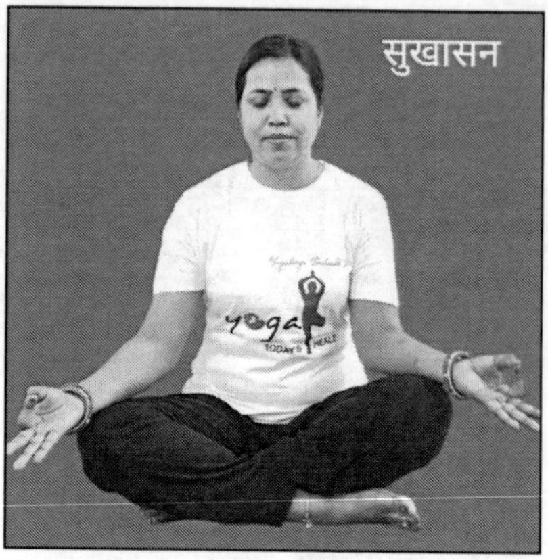

दाहिने पैर को बायी जाँघ के नीचे रखें। बायें पैर को दायी जाँघ के नीचे रखें। हाथों को घुटने पर किसी हस्त मुद्रा में रखे। रीढ़ गर्दन सीधी रखें।

2) अर्धपद्मासन :–

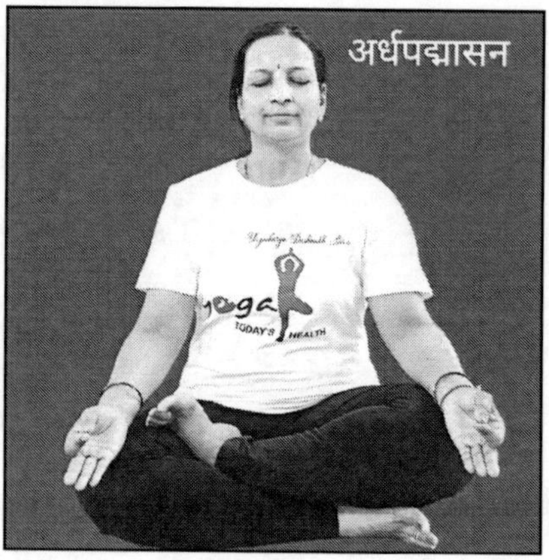

बाये पैर को मोड़कर उसके तलवे को दाहिनी जाँघ के अंदर रखें और दाहिना पैर मोड़कर उसका पंजा बायें जांघ के ऊपर रखें। रीढ़ और गर्दन सीधी रखें। दोनो हाथ दोनो घुटनो पर किसी भी हस्त मुद्रा में रखें। आँखे बंद करें।

लाभ – शरीर एकाग्र होता है। श्वसन धीमा होने लगता है। भूख लगती हैं। मेरुदंड सीधा रखने से शारीरिक क्षमता बढती है।,

3) सिध्द्धासन :–

दाहिना पैर मोड़कर दाये पैर के एड़ी पर बैठते हुये दाहिना पैर का तलवा बाये जाँघ के अंदर सटाकर दाहिने पैर की एड़ी से गुदास्थान तथा गुप्तांग के बीच में एड़ी का दबाव बना रहे। रीढ़ गर्दन सीधी करें। अब बाएँ पैर का टखना दाहिने टखने पर एक–दूसरे से स्पर्श करें।

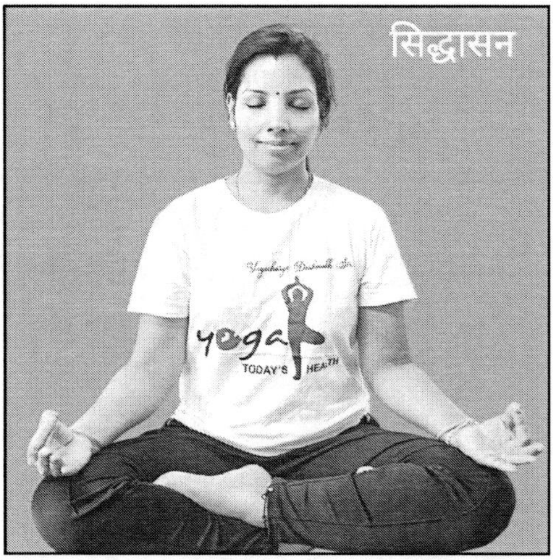

इस स्थिती में रखें कि एड़िया एक – दूसरे पर रहें। बाएँ पैर की ऊँगलियाँ दाहिनी पिंडली जाँघ के अंदर फँसा दे। दाहिने पैर की ऊँगलियों को पकड़कर बाएँ पिंड़ली और जाँघ के बीच में फँसायें। हाथ घूटनों पर रखकर आँखे बंद करे।

लाभ – सिद्धासन में मस्तिष्क की नस – नाड़ियाँ प्रभावित होती हैं जिसके चलते संपूर्ण तंत्रिका तंत्र शांत होता है। निचले पैर के एडी से लिंग और गुदास्थान पर दबाव आता हैं तथा उपर वाले पैर से स्वाधिष्ठान पर दबाव आता है। इससे हार्मोन्स पर नियंत्रण आता है। ब्रम्हचर्य का पालन होता है। यौन संबंधी समस्यायें दूर होती है।

4) विरासन – दोनों पैरों को फैलाकर बैठ जायें। बाया पैर दाहिने पैर के नीचे रखते हुये ऐसे मोड़े की बायी एड़ी से दाहिने नितंब को स्पर्श करें।

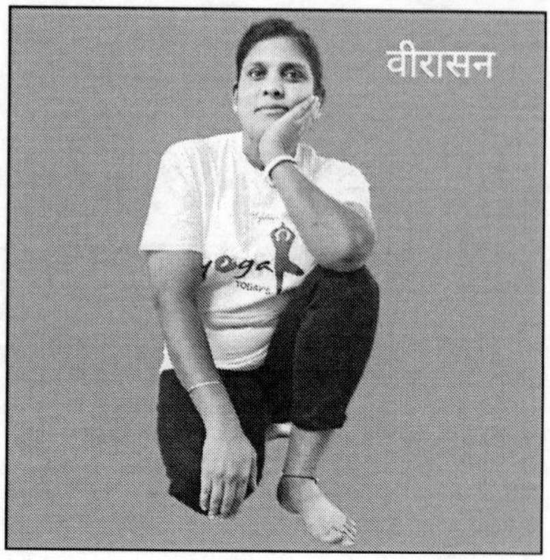

दाहिने पैर को मुड़े हुये बाएँ पैर के उपर से इस प्रकार पीछे लायें की दाहिनी एड़ी बाएँ नितंब को लग जाएँ ।

ध्यान विरासन :– दोनो घुटने एक दुसरे पर आ जाएँ इस स्थिती में रखें। दोनो हाथ एक दूसरे पर घुटने पे रखे। शरीर

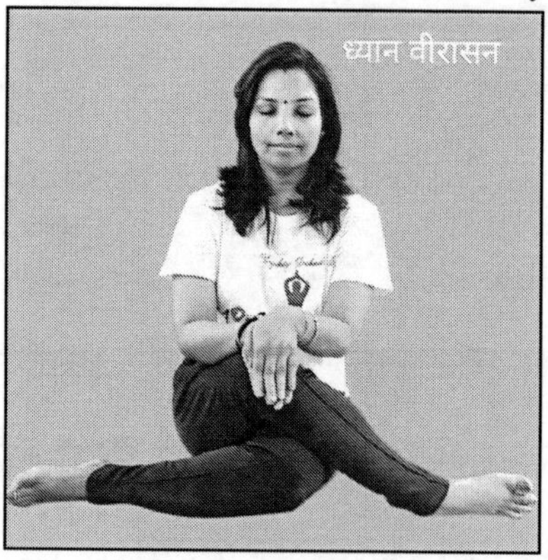

शांत तथा रीढ़ और गर्दन सीधी रखें। धीमी श्वास प्रश्वास चालू रखें। आँखों को बंद करें। अपनी साँसो के उपर ध्यान रखें। यह आसन प्रजनन अंगो की मालिश करता हैं और उन्हें अत्यंत कार्यशील बनाता है।

5) सिंहासन :– वज्रासन में बैठकर घुटने अलग करें। हाथ के तलवे घुटनों के बीच इस प्रकार रखे की अंगुलियाँ शरीर की ओर रहें। सामने झुकते हुये शरीर हाथो पर टिकाईयें। सिर पीछे झुकाते हुये मुँह खोलकर जुबान को यथासंभव बाहर निकालिये।

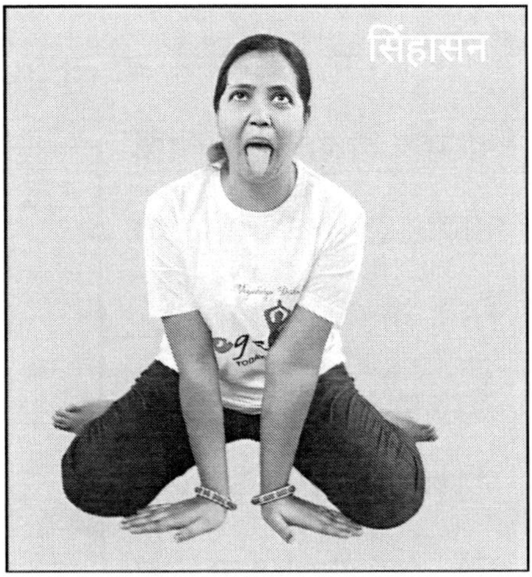

6) भद्रासन :– वज्रासन में बैठकर घुटने दूर रखें। पैर की ऊँगलियाँ जमीन को स्पर्श करती होनी चाहिये। हाथों के सहारे पंजो को तथा पिंडलियों को अलग करते हुये नितंब और गुदास्थान उनके बीच से जमीन पर लगे नीचे नितंब ले जाते समय घुटने और ज्यादा दूर करें। हाथ घुटने पर ही रखें। क्षमता पूरी होने के बाद आराम से अपना लक्ष्य नासिका के अग्रभाग पर केंद्रित करें।

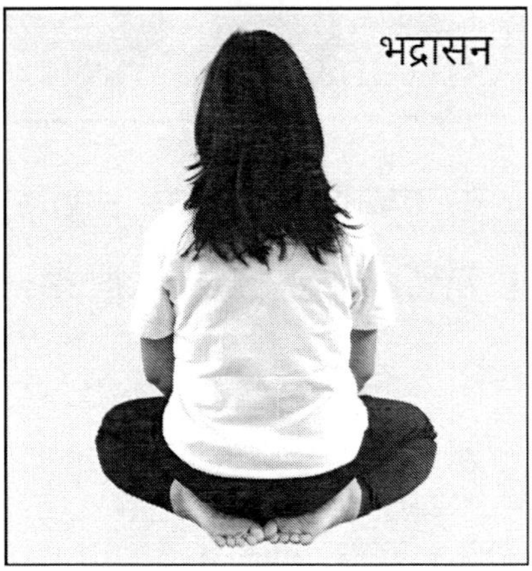

7) नाद अनुसंधान आसन

हम जानते हैं या सुनते भी हैं की इस संसार में हमेशा चलने वाला एक नाद होता है जिसे अनाहत् नाद कहते हैं। यह ॐ स्वरूप ध्वनी हम हमारे भीतर सुनेंगे तो शरीर, मन, बुध्दी सक्षम हो जायेगी और हम आध्यात्मिक स्तर पर आगे बढ़ेंगे। इसीलिये यह नाद सुनने हेतु

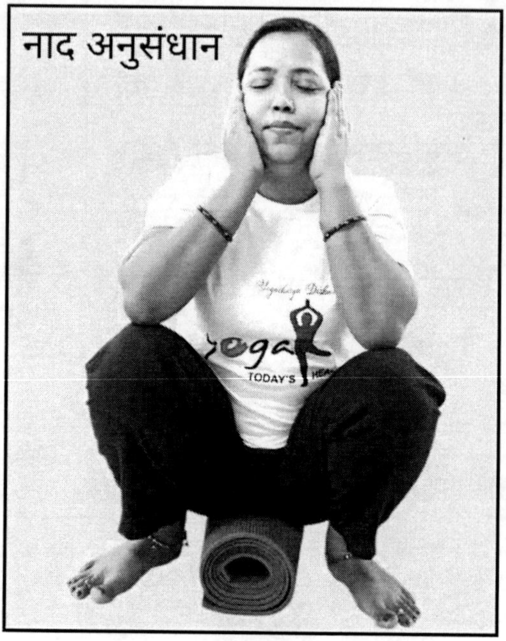

इस आसन का प्रयोग करें । गोलाकार किये हुये आसन पर या मॅट पर बैठियें। गोलाकार बैठक दोनो नितंब के बीच में होनी चाहिए। गर्दन सीधी रखीये। दोनो हाथों की कोहनियाँ घुटने पर रखते हुये अंगुलियों को सिर पर रखते समय सिर पर तथा दोनो कनपट्टियों पर रखते समय तर्जनी अथवा अंगुठों को कानो में दबाकर रखें। और अनाहत नाद सुनने का प्रयास करें।

प्राणायाम के लिए आवश्यक मुद्रा

मुद्रा का अर्थ प्रसन्नता आनंद और 'द्र' का अर्थ खींचना। मुद्रा को पिछला मार्ग याने कुंडलीनी का मार्ग बताया जाता है। प्राणायाम के साथ मुद्रायें करने से एकाग्रता बढ़ती है। मुद्राओं के अभ्यास से कुंडलीनी शक्ति को जागृत किया जा सकता है और सिद्धीयों की प्राप्ती होती हैं।

हमारे शरीर में सात चक्र कार्यरत रहते हैं। उनसे प्राण को फैलाया जाता हैं। विघटन होता है और अपने शरीर से बाहर बिखर जाता है। लेकिन मुद्रा करने से उस प्राणशक्ति को शरीर के भीतर ही रोका जा सकता है। मुद्राये उसे बाहर जाने से रोककर शरीर में ही घुमाती है।

योग मुद्राये पाँच समूह में विभाजित है।

१) हस्त मुद्रा, २) मन मुद्रा, ३) शरीर मुद्रा, ?

४) बन्ध मुद्रा, ५) आधार मुद्रा

हमारी हाथ को पाँच ऊँगलिया पाँच तत्व से निगडीत है। जैसे

१) अंगुठा अग्नी का प्रतिक है।

२) तर्जनी वायू तत्व का प्रतिक है।

३) मध्यमा आकाश तत्व का प्रतिक है।

४) अनामिका पृथ्वी तत्व का प्रतिक है।

५) कनिष्ठा जलतत्व का प्रतिक है।

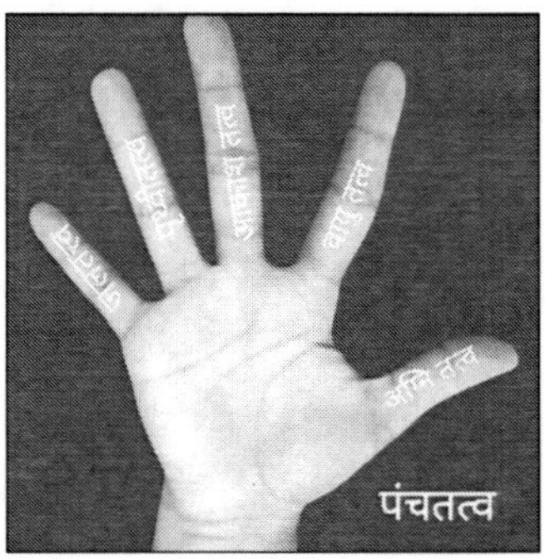

पंचतत्व

किसी भी प्रकार से शरीर में कष्ट हो या फिर व्याधी से त्रस्त होने से हम हाथों की मुद्रायें करके उससे राहत पाते है।

मुद्रा करते समय दोनों हाथों की ऊँगलियों का प्रयोग किया जाता है। अग्नी तत्व याने अंगुठे से बाकी ऊँगलिया जुडाई जाती है। जिस तत्व की मात्रा कम ज्यादा होती है उस तत्व के प्रतीक वाली ऊँगलियाँ अंगूठे से याने अग्नी तत्व से लगाकर मुद्रा की जाती है।

१) हस्त मुद्रायें :–

१) हस्त मुद्रा : हमारी ऊंगलिया और हाथों से बाहर निकलने वाली ऊर्जाशक्ति को शरीर के भीतर ही रोकनें का काम करने वाली मुद्राओं को हस्त मुद्राये कहते हैं। जिस में अंगुठा तथा ऊँगलियों से मुद्रा की जाती हैं। इससे साधक शिघ्र ही अंतुर्मख होता है। मन एकाग्रता के लिये ध्यान मुद्रा का अभ्यास किया जाता है।

अ) ज्ञान मुद्रा : ध्यान के किसी भी आसन में बैठे और तर्जनी (इंडेक्स फिंगर/ पॉईंटिंग फिंगर) को अंगुठे के निचे दबायें। बाकी ऊंगलिया सिधी रखें। घुटने पर हाथ रखते समय हाथ का तलवा निचे की ओर रहें। हाथों की ऊँगलियों की स्थिती ज्ञान मुद्रा की तरह ही रहें।

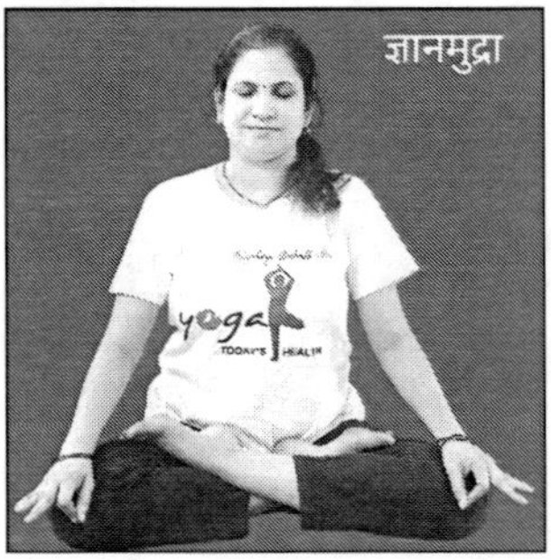

ब) चीन मुद्रा : – चीन मुद्रा में हाथेलियाँ ऊपर की ओर रखें। हाथ के पिछेवाला हिस्सा घुटनों पर रखकर बैठे।

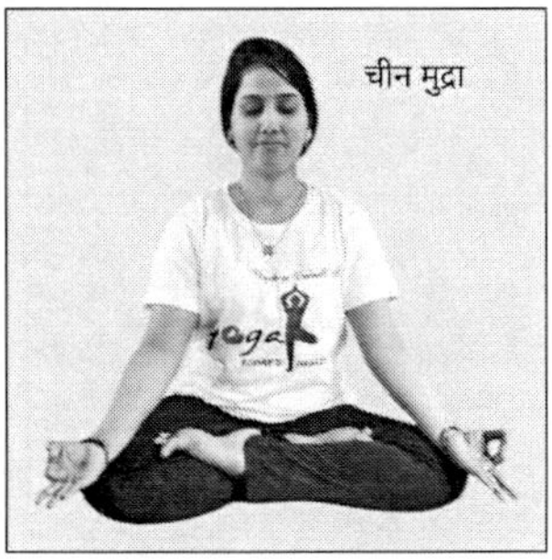

लाभ : – इन मुद्राओं को ऊँगलियों से बनाकर घुटने पर रखने से घुटने से जाँघो और मुलाधार तक जानेवाली गुप्त नाड़ी को सक्रिय बनाया जाता है। मुलाधार चक्र को जागृत करने की गती प्राप्त होती है और चीन मुद्रा में हथेली उपर की तरफ होने के कारण सिने के हिस्से में गती प्राप्त होती है और सिने के अंतर्गत भाग खुलकर गतिशील होते है।

क) योनि मुद्रा : ध्यानात्मक आसन में बैठकर दोनों हाथों की

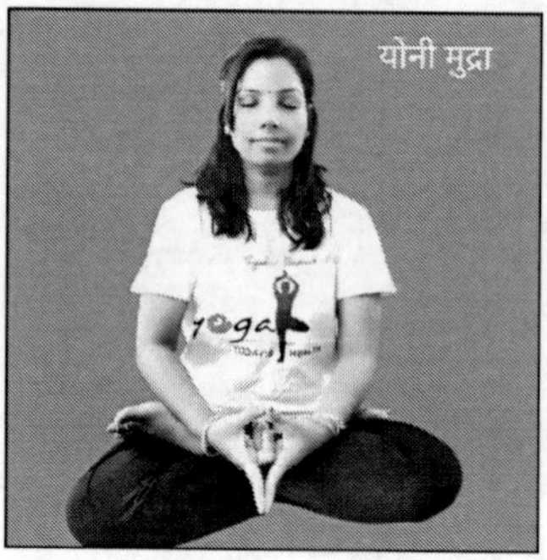

ऊँगलीया एक दुसरे में फँसाकर अंगुठे एक दुसरे से लगाकर रखे। दोनों तर्जनी भी एक दुसरे से लगाईयें और योनी के आकार की स्थिती को गोद में रखें।

लाभ : इस तरह दोनों हाथों की ऊँगलियों की स्थिती रखने से दोनो हाथों के जरिये शक्ति प्रवाह बाहर न जाते हुये अपने भितर घुमता है। प्राण प्रवाह में अधिक तीव्रता उत्पन्न होती हैं। ध्यान द्वारा शरीर और मन को स्तिरता प्रदान करती है और ध्यान करने में आसानी प्राप्त होती है। दोनो अंगुठें एक दुसरे से स्पर्श करते हुये और तर्जनि एक दुसरे से जहाँ स्पर्श करती है उस जगह पर अपना लक्ष केंद्रित करने से ऊँगलियों में नाड़ी के स्पंदन महसूस होने लगते है। हम उसी तरफ ध्यान एकाग्र करने में कामयाबी हासिल कर सकते है।

ड) भैरव मुद्रा : पद्मासन या ध्यान के अन्य आसन में बैठ जायें। दाहिने हाथ के उपर बाये हाथ को दोनो हाथेलियाँ उपर की तरफ रखकर अपने गोद में रखें। भगवान शिव का उग्र रुप भैरव के नाम से जाना जाता है। इस स्थिती में हमारी एकाग्रता बढ़ जाती हैं। प्राणायाम करते समय इस मुद्रा में बैठने से फायदा होता है।

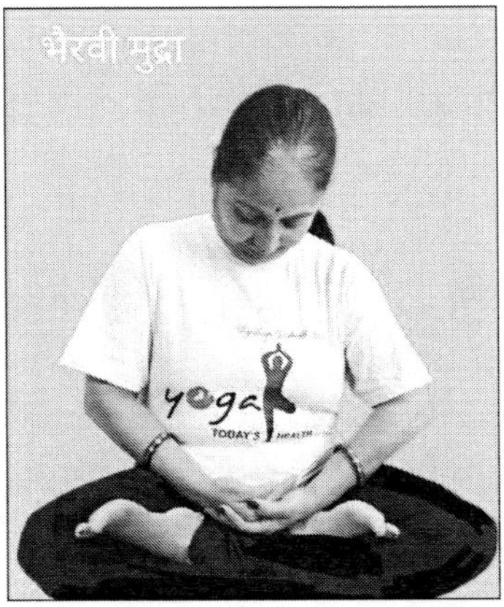

इ) हृदय मुद्रा : ध्यान के आसन में बैठ जायें। चीन मुद्रा के समान तर्जनी अंगुठे के आधार से अंगुठे के मुल तक स्पर्श करें। मध्यमा और अनामिका और अंगुठा एक साथ मिलाये और कनिष्ठा अलग से सिधी रहेंगी। हाथ घुटने पर तथा इस मुद्रा स्थिती में हथेलियाँ उपर की ओर रखें। रिढ़ तथा गर्दन सिधी रखकर आँखों को बंद रखीयें।

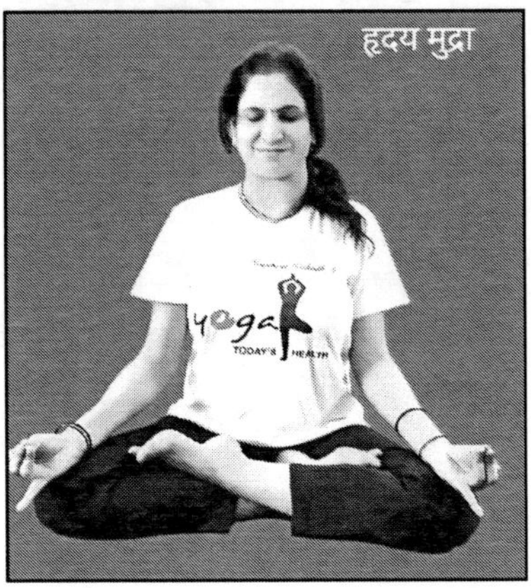

अवधी : इस मुद्रा में २० से ३० मिनीट तक अभ्यास किया जा सकता है।

लाभ : यह मुद्रा प्राणप्रवाह को उर्ध्वगती देते हुये ह्दय तक ले जाती है और ह्दय की कार्यक्षमता बढ़ती है। इसें भावनात्मक कश्मकश के समय करने से बहुत लाभमिलता हैं।

एफ) वायुमुद्रा : तर्जनी के अंगुली के आगे वाले हिस्से को अंगुठे से लगायें। तर्जनी को अंगुठे से दबाकर रखे।

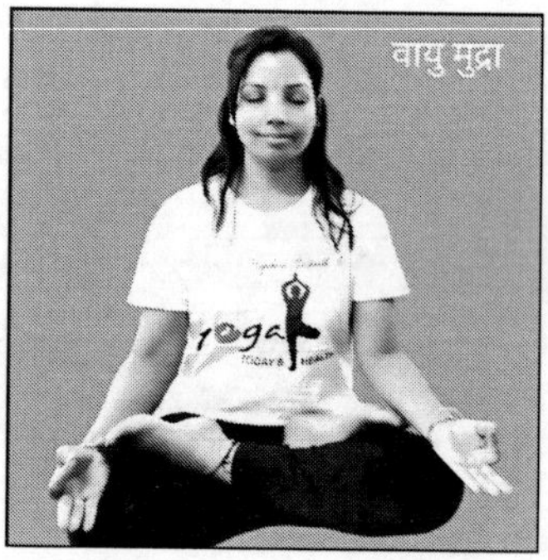

वायुमुद्रा के लाभ : वात विकार दूर किये जाते है। सायटिका, लकवा, गाठियाँ, संधीवात, गर्दन दर्द, कंपवात दूर होता है।

जी) शुन्य मुद्रा : बीचवाली (मध्यमा) ऊँगली को मोड़कर अंगुठे के मुल में लगाकर अंगुठे से दबाकर रखें।

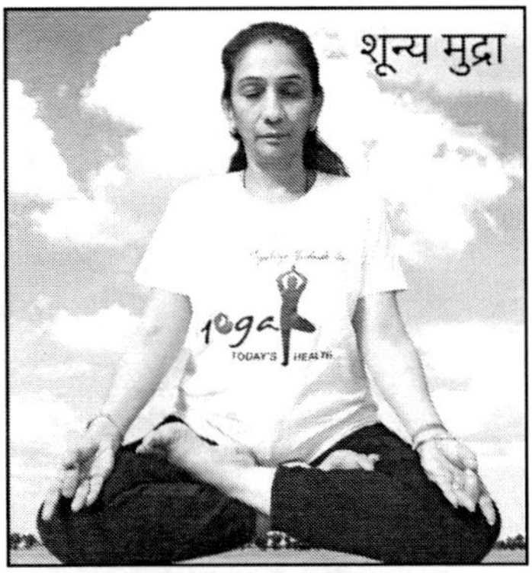

शुन्य मुद्रा का लाभ : कान के विकार, बहिरापन इ. दूर होते है। मसुढ़े मजबूत होते है। गले के विकार दूर होते है। थॉयराईड की व्याधी दूर होती है।

एच) आकाश मुद्रा : बीचवाली (मध्यमा) ऊंगली का आगेवाला हिस्सा अंगुठे के अग्रभाग से मिलायें और तीन ऊँगलिया सीधी रखीयें।

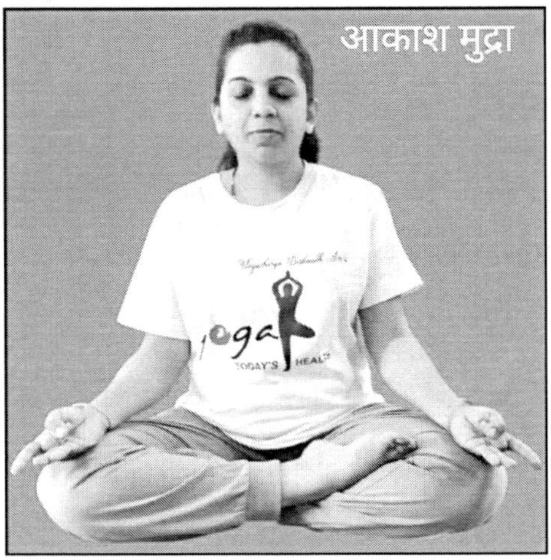

आकाश मुद्रा के लाभ : कान के विकार, हड्डीयों की कमजोरी और ह्रदय रोग में लाभप्रद है।

आय) पृथ्वी मुद्रा : अनामिका को अंगुठे के अग्रभाग से लगाये।

पृथ्वी मुद्रा के लाभ : शरीर में चपलता, चलाखी और कांती

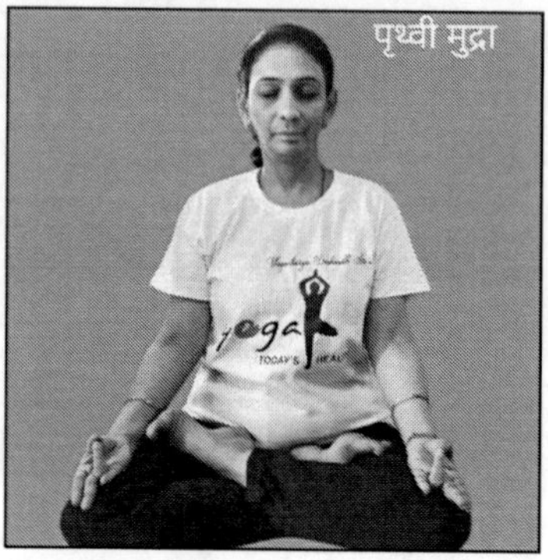

तेजस्वी बनती है। कृष व्यक्ती पुष्ट बनता है। वजन बढ़ता है। पाचन क्रिया सुधारती है। दिमाग शांत रहता है। विटॅमिन की कमी दूर करता है।

जे) सूर्य मुद्रा : अनामिका को अंगुठे के मुलपर लगाकर अंगुठे से दबाईयें।

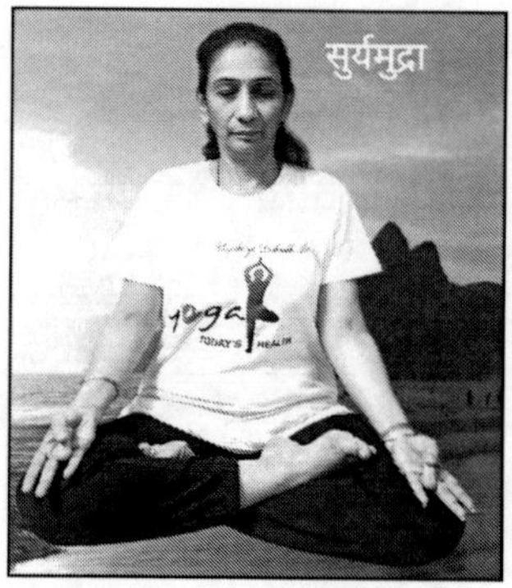

सूर्य मुद्रा का लाभ : शरीर संतुलीत होता है। मोटापा दूर होकर वजन कम होता है। शारिरीक, मानसिक तनाव दूर होते है। क्लोरोस्ट्रॉल कम होता है। डायबेटिस तथा हार्ट डिसीज में फायदेमंद साबीत हुई है। गर्मी के मौसम में इसे कम करे।

के) अपान मुद्रा : मध्यमा तथा अनामिका को अँगुठे के अग्रभाग से लगायें।

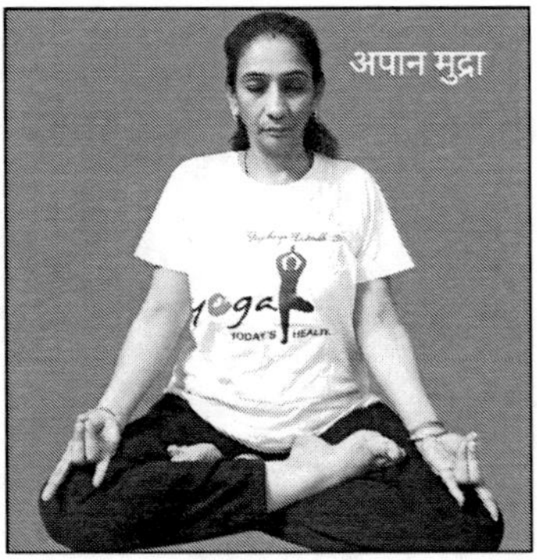

अपान मुद्रा का लाभ : शरीर की शुद्धी, पेट साफ होकर कब्ज दूर होता है। गुदास्थान के विकार दूर होते है। वात विकार दूर होता है। डायबिटीस, मुत्रदोष, गुर्दे के विकार दूर होते है। पेट संबंधी सभी विकार दूर करने में फायदेमंद मुद्रा है।

एल) प्राण मुद्रा : कनिष्ठा और अनामिका इन ऊँगलियों के आगेवाले हिस्से को अँगुठे से मिलाये। शेष दो ऊँगलियाँ सिधी रखें। थकावट को दूर कर मन को शांत और तरोताजा रखती है आँखो की रोशनी बढ़ाती है।

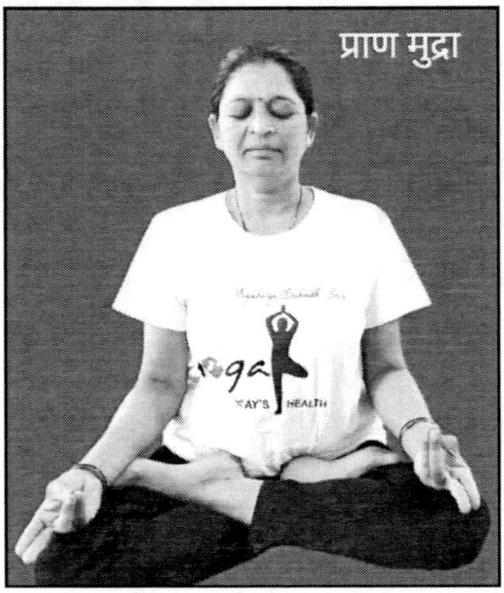

एम) शंख मुद्रा : दोनो हाथो की ऊँगलिया आपस में फंसाकर हथेलियों को दबाईयें। दोनो हाथ के अंगुठे को एक–दुसरे से मिलाकर तर्जनी को अंगुठे से दबाईयें।

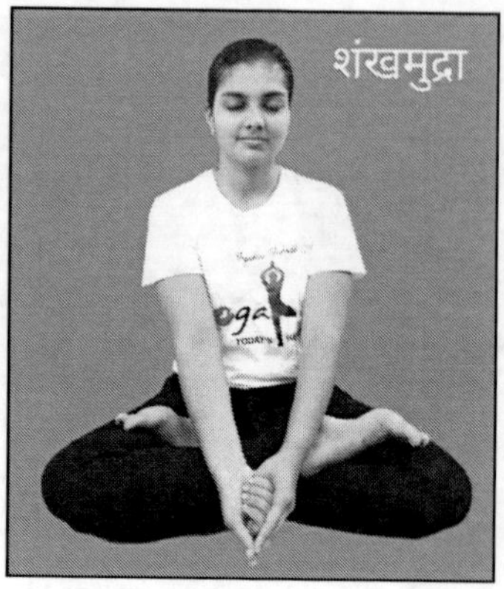

शंख मुद्रा के फायदे : इस मुद्रा को १०–१५ मिनीट रोजाना २–३ बार करने से हकलाना या तोतुला बोलना इस तरह की समस्या का समाधान होता है। थॉयराईड में लाभप्रद ।

एन) लिंग मुद्रा : ऊँगलीयाँ एक दुसरे में फँसाकर मुठ्ठीयाँ बांधे तथा बाए हाथ का अंगुठा चित्र में दिखाये गये स्थिती में बाहर रखें।

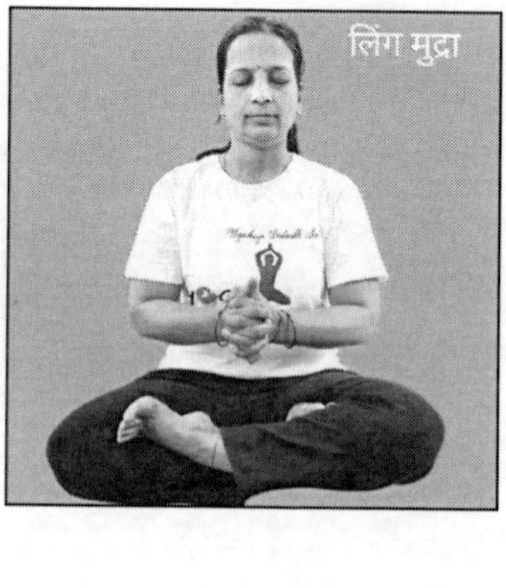

लिंगमुद्रा के फायदे : शरीर के अंदर ज्यादा मात्रा में उष्णता (गर्मी) पैदा करता है। सर्दी, खाँसी, दमा तथा श्वसन संबंधी बिमारीयाँ दूर करने में लाभप्रद हैं। अर्धांगवायू (लकवा) तथा लो ब्लडप्रेशर में लाभप्रद हैं।

ओ) जल मुद्रा (वरुण मुद्रा) : जल मुद्रा में अंगुठे से कनिष्का को मिलाकर रखना हैं। तथा बाकी की तीनों ऊँगलिया सिधी रखनी हैं।

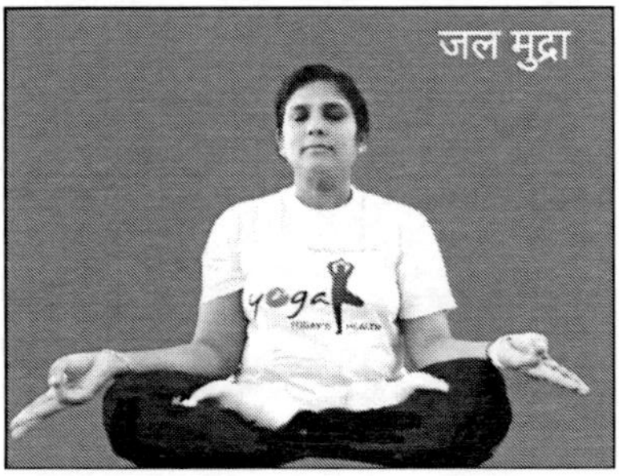

जल मुद्रा के लाभ : त्वचा संबंधी सभी विकारो में लाभ प्राप्त होता है। रक्त की शुद्धी होती है। त्वचा पर ग्लो आता है। झुर्रियाँ कम होती है। दाद, खाज, खुजली, इसब इस प्रकार की व्याधीयों से राहत मिलती हैं। बद्धकोष्ठता, पेशाब की तकलिफे दूर होती हैं। महिलाओं को मासिक स्त्राव के समय होनेवाली तकलिफे दूर हो जाती हैं।

प्राणायाम के लिए आवश्यक बंध

बंध के द्वारा हम पंच प्राण पर काबु पा सकते हैं। बंध का अभ्यास कुंडलिनी शक्ति को कार्यान्वयीत करके उर्ध्वगामी बनाकर जागृत कर सकता है। आसनों को दृढ और ध्यान को स्तिर कर सकता हैं।

प्रमुख बंध ३ प्रकार के हैं:

१) मूलबंध,

२) उड्डीयान बंध,

३) जालंधर बंध।

इसके अलावा कंठ बंध भी लगाया जाता हैं लेकिन वह जालंधर बंध के अंदर सीमित हैं।

१) मूलबंध :

प्रकार पहला : सिद्धासन या सिद्ध योनी आसन में बैठें। बाये पैर की एडी को गुदास्थान और लिंग के बीच में शिवनी में लगाकर बैठें।

आँखे बंद और शरीर शिथील बनाकर ध्यान मूलाधार पर केंद्रित करें। गुदास्थान के स्नायु उपर की तरफ खिंचीये। बाद में स्नायू पूर्व स्थिती में ले आईये। इस तरह क्षमतानुसार लिंग या योनी के मूल को खिंचना छोडना चालू रखें।

प्रकार दूसरा : मुलाधार के स्थान को धिरे से अंदर की तरफ खिंचकर वहाँ के स्नायू सिकुडने हैं। इसी अवस्था में संकुचन को बनायें रखें। सामान्य श्वसन चालू रखीयें। श्वास को रोकना नही हैं। संकुचन को बढ़ाते समय शरीर को शिथील रखीयें। केवल मूलाधार प्रदेश की मसल्स को संकुचित करें।

शुरु–शुरु में गुदास्थान के साथ–साथ मूत्र मार्ग के मसल्स भी संकुचीत होते हैं। लेकीन आप का नियंत्रण धिरे धिरे बढ़कर सिर्फ मूलाधार के मसल्स ही सिकुड पाने में सक्षम हो जायेंगे। आपको एडी के सामने एक ही बिंदू की तरफ ध्यान देकर वही पॉईंट में हलचल महसूस होगी। इस प्रकार १०–१ २ बार इसे दोहरा सकते हैं।

अंतरकुंभक में मूलबंध :

ध्यान के आसन में बैठे। आँखे बंद रहें। हथेलियाँ घुटने पर रखें। गहरी श्वास भरकर उसे अंदर रोकें। जालंधर बंध ठुड्डी को सिने से लगायें। इस स्थिती में मूलाधार तथा योनी को संकुचित करते रोक कर रखें। इस रोकी हुई अवस्था को जब तक आप सिने में श्वास रोककर बंध लगाये बैठ सकते हो तब तक थामकर रखें। बाद में मूलबंध ढीला तथा सर सीधा करके श्वास को छोड़ दें। इस तरह १०–१२ बार इसे करें।

लाभ : कब्ज, बवासीर, गुदास्थान के सारे विकार दूर होते है। प्रॉस्टेट, अल्सर, श्वसनादी विकार, जैसे दमा, अस्थमा इन व्याधियों में फायदेमंद हैं। मन की एकाग्रता बढ़कर चंचलता दूर होती हैं। बहोत सारी यौन व्याधियों से छुटकारा मिलता हैं। और व्यक्ति का वैवाहिक जिवन सुधरता हैं।

२) जालंधर बंध :

यह बंध गले के भितर कंठ में किया जाता है। इस बंध द्वारा विशुद्धी चक्र पर लक्ष केंद्रित करते हुयें प्राणायाम के समय बंध लगाया जाता हैं। तीनो बंधो में यह बंध सर्वश्रेष्ठ माना जाता हैं। इसके सहारे हम शरीर के सोलह आधार को कार्यान्वित करते हैं।

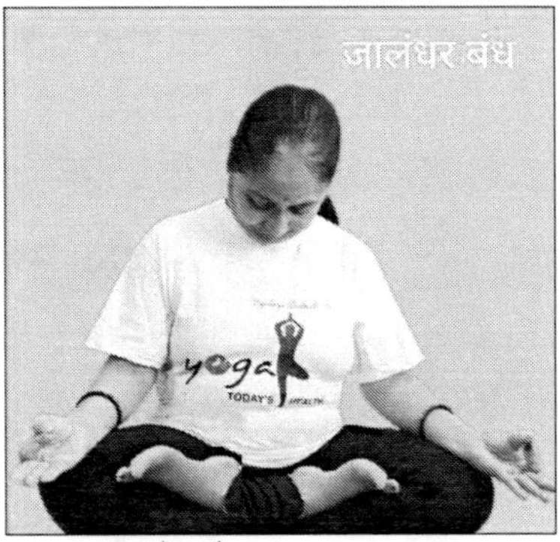

१) अंगुठे, २) छोटी पिंडली, ३) घुटने

४) बड़ी पिंडलीयाँ (थाईज), ५) सिवनी,

६) लिंग, ७) नाभी, ८) हृदय,

६) गर्दन, १०) कंठ, ११) लंबिका,

१२) नासिका, १३) आज्ञाचक्र (भुकुटी मध्य),

१४) माथा, १५) मूर्धा, १६) ब्रह्म रंध्र।

यह सभी की शुद्धी के लिये इस बंध का महत्व हैं।

पद्मासन में बैठकर साँस को भरकर सिने में रोककर रखीयें। ठुड्डी को सिने से लगाकर श्वास सिने में रोककर रखीयें। अपनी क्षमतानुसार श्वास सिने में रोक कर गर्दन उठाकर दोनो नासिकाओ द्वारा श्वास को धीरे–धीरे छोडीयें।

लाभ : कंठ की शुद्धी होकर आवाज मधुर बनता है। आवाज में तिक्ष्णता, करारा पन आ जाता है।

उड्डियान बंध :

पद्मासन में बैठकर हथेलिया घुटनोंपर रखें। हाथों को मोड़ना नहीं सिधे ही रखने हैं। अब श्वास को पूरी तरह बाहर निकालकर फेफड़ो को हवा रहित बनाने का प्रयत्न करें। छोड़ी हुई श्वास को बाहर ही रॉक के रखें। श्वास रहित अवस्था में शरीर को

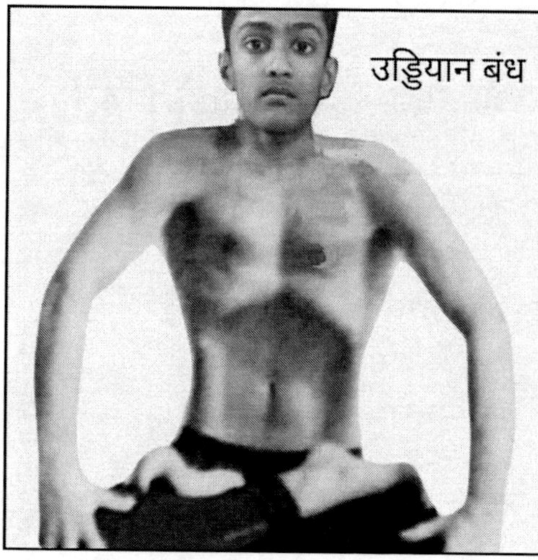

उड्डियान बंध

आगे की तरफ झुकाकर कंधे उपर की तरफ लाईयें। ठुड्डी को सिने तक ले जाकर जालंधर बंध की अवस्था में रुककर पेट पुरी तरह अंदर खिंचे और रिढ़ के हड्डी तक पेट को खिंचकर रखें। यह सभी क्रिया हमे श्वासरहित अवस्था में ही करनी है।

अपनी क्षमता के अनुसार श्वासरहित अवस्था में हम जितना रुक सकते है रुके। तत्पच्छात उड्डियान बंध निकालकर सिर उपर उठायें। अपने कंधे और हाथों को ढिला छोड दे। और धिरे धिरे श्वास को भरें। और फिर सहज श्वासोच्छवास करें। श्वास और प्रश्वास सामान्य गति से चलने तक इस स्थिती में रहें। फिर अगला चक्र शुरु करें। ३–४ चक्र से १०–१२ चक्र तक अभ्यास कर सकते हैं।

सिमायें : अमांश, आंतो में छाले, ब्लडप्रेशर, हृदयविकार इन व्याधिग्रस्त साधक इसे न करें।

लाभ : मधुमेह, पेट की व्याधियाँ, कब्ज इन व्याधियों से छुटकारा मिलता हैं। उड्डियान बंध द्वारा पेट के बीचोबीच अग्नी चक्र को चालना मिलने से शरीरांतर्गत उष्णता बढ़ाई जाती है। जिससे चंचलता हटती है। एकाग्रता बढ़ती हैं। कुंडलिनी शक्ति को चालना मिलती है। हमारे शरीर में बाकी रही हवा को जोर से बाहर निकालने को जगाह मिलने से शरीरांतर्गत जो भी ब्लॉकेजेस होते हैं उसे इस हवा द्वारा हटाकर मार्ग बनाया जाता हैं। प्राण को सुशुम्ना नाड़ी में ढकलने में सहायक है। जिससे कुंडलिनी शक्ति सहस्त्रारचक्र ले जाने की क्षमता प्राप्त होती है।

४) महा बंध :

सिद्धासन या पद्मासन में बैठ जायें। हाथो को घुटनोंपर रखें, आँखें बंद रखियें। नासिका द्वारा गहरी श्वास भरीयें। मुँह से श्वास को तिव्र गती से निकाल दे और बाह्य कुंभह की अवस्था में रुक जाईयें। प्रथम ठुड्डी को सिने से लगाकर जालंधर बंध लगाईयें। फिर उड्डीयान और फिर मूलबंध इस प्रकार से एक के बाद तुरंत दुसरे बंध लगाते जायें। इस अवस्था में श्वास को रोककर तीनो बंध लगाकर ठहरना हैं। फिर पहले मूलबंध ढिला छोड दे तुरंत उड्डीयान और आखरी जालंधर बंध छोडकर श्वास अंदर लें। इसी प्रकार तीनो बंध लगाकर रुकने को ही महाबंध कहा जाता हैं। अब इसी प्रकार ३–४ चक्र कर सकते हों।

सिमायें : उच्च रक्तदाब, हृदयविकार, आंतो में छाले इस प्रकार की व्याधी में इस का अभ्यास वर्जित हैं।

लाभ : पेट की सभी व्याधियाँ दूर होती हैं। डायबिटीस के लिये यह अतिशय फायदेमंद बंध है। डिप्रेशन, फस्ट्रेशन, लॅक ऑफ कॉन्फिडन्स, चिंता दूर होती हैं। बुढ़ापे के लक्षण हट जाते हैं। अंतर्मुख बन जाता हैं।

कठीण आसन (छायाचित्र)

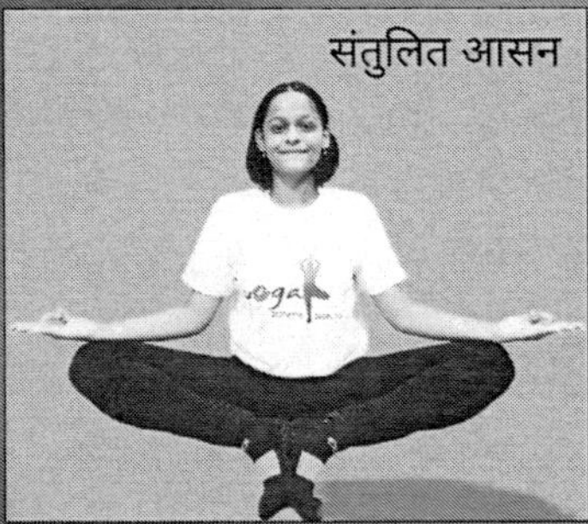

संतुलित आसन

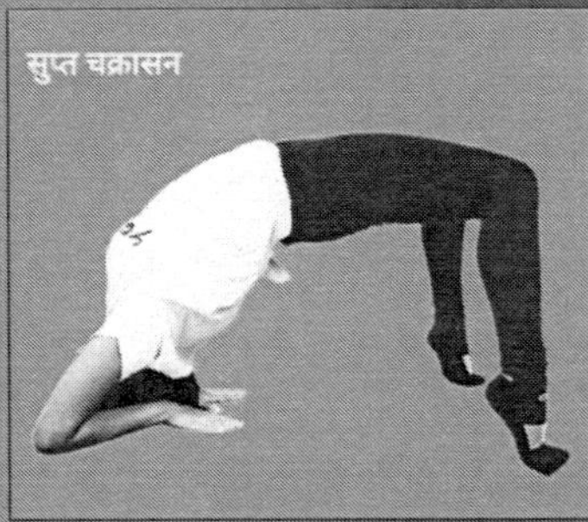

सुप्त चक्रासन

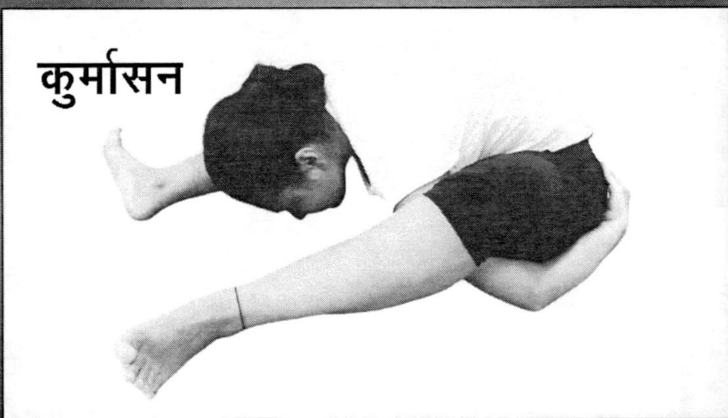

कुर्मासन

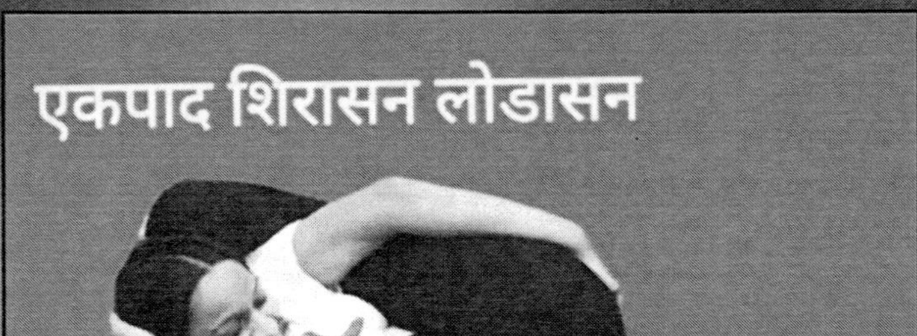

एकपाद शिरासन लोडासन

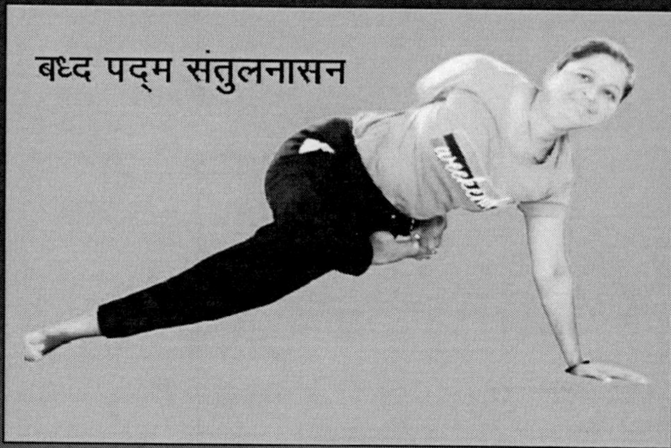

बध्द पद्म संतुलनासन

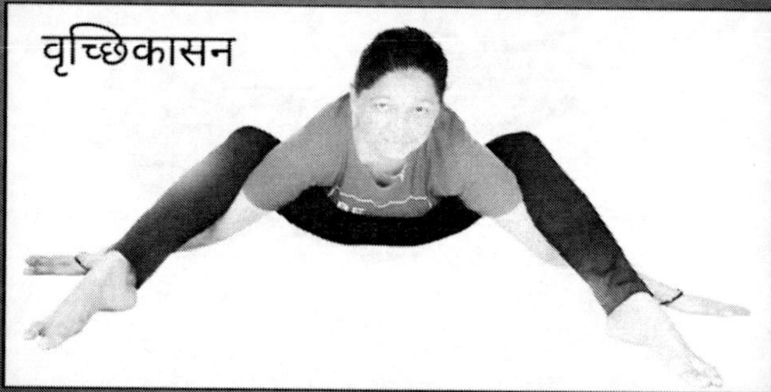

वृच्छिकासन

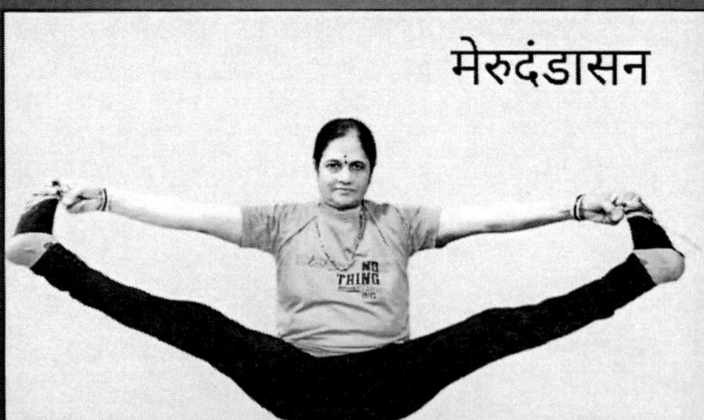

मेरुदंडासन

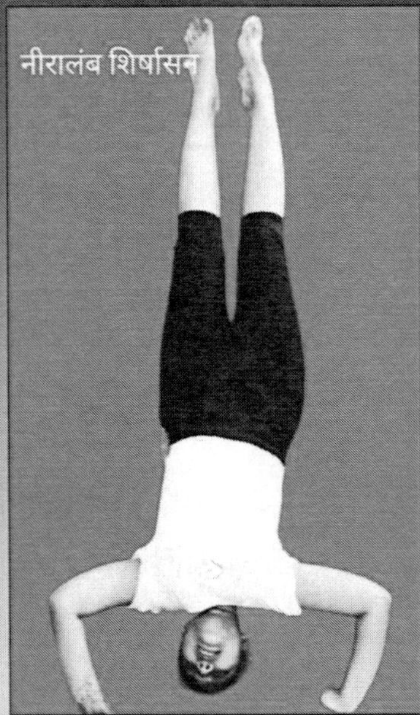
नीरालंब शिर्षासन

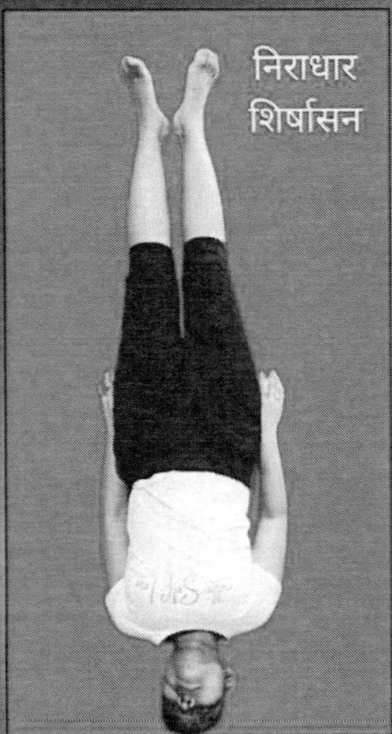
निराधार शिर्षासन

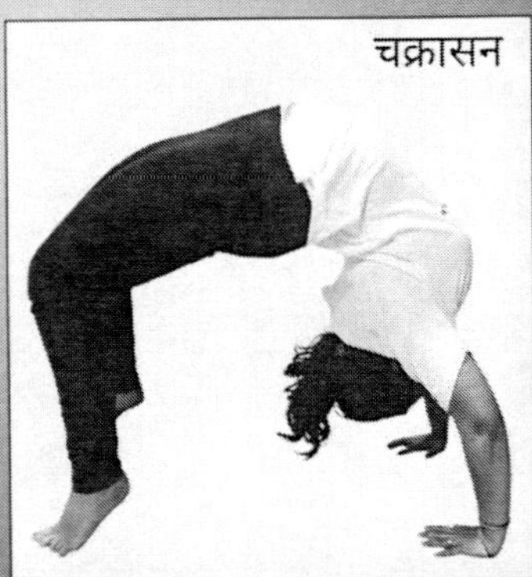
चक्रासन

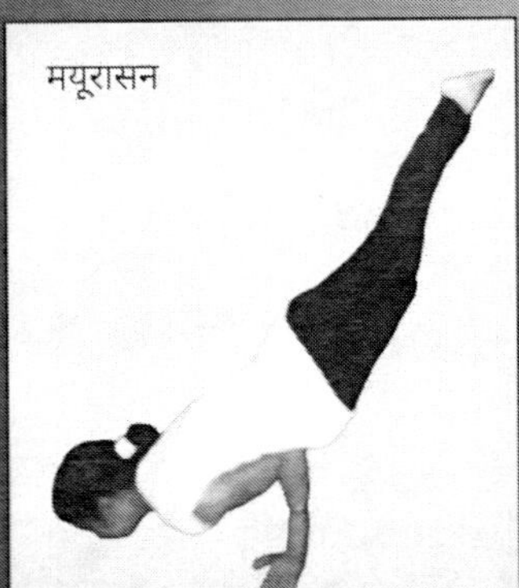
मयूरासन

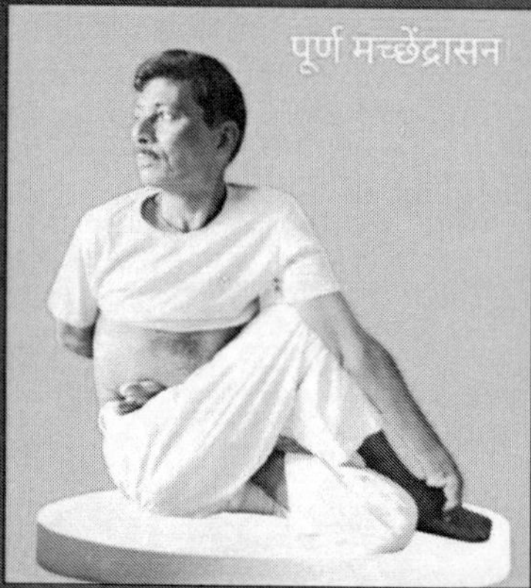

पूर्ण मच्छेंद्रासन

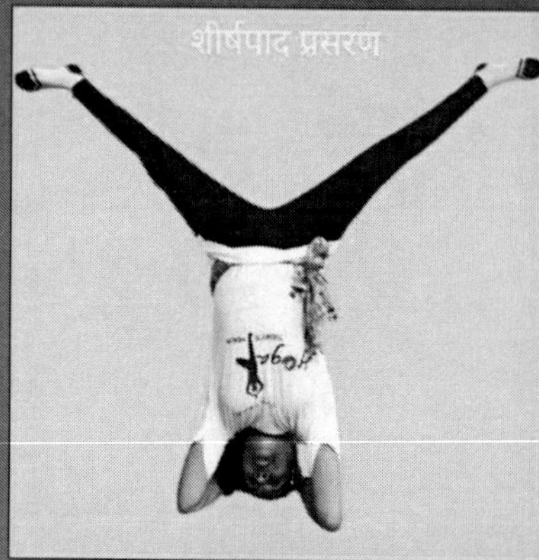

शीर्षपाद प्रसरण

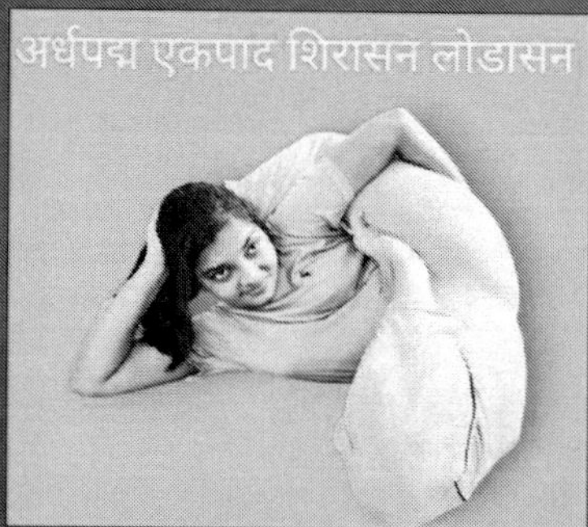

अर्धपद्म एकपाद शिरासन लोडासन

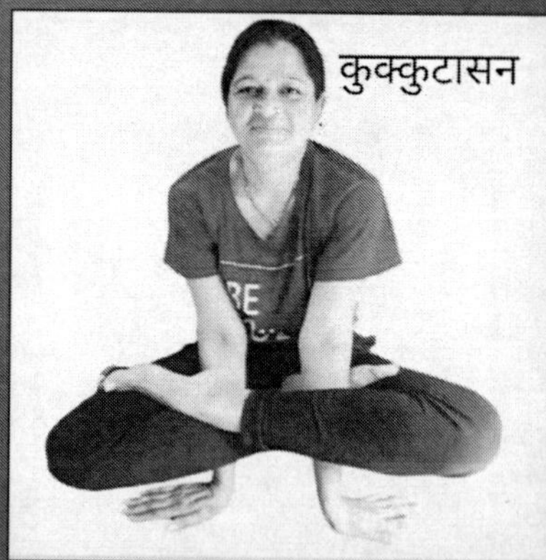

कुक्कुटासन

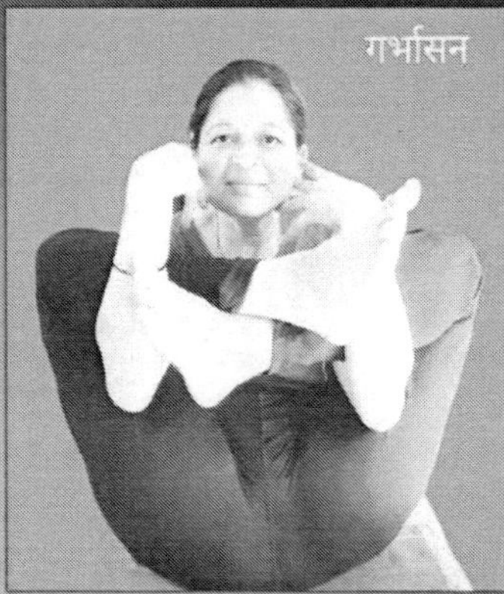
गर्भासन

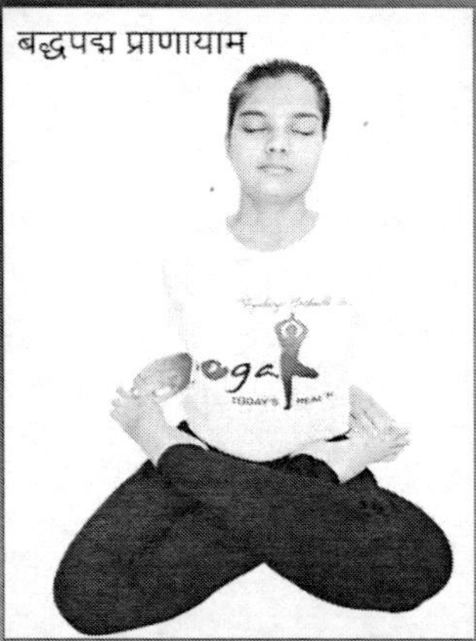
बद्धपद्म प्राणायाम

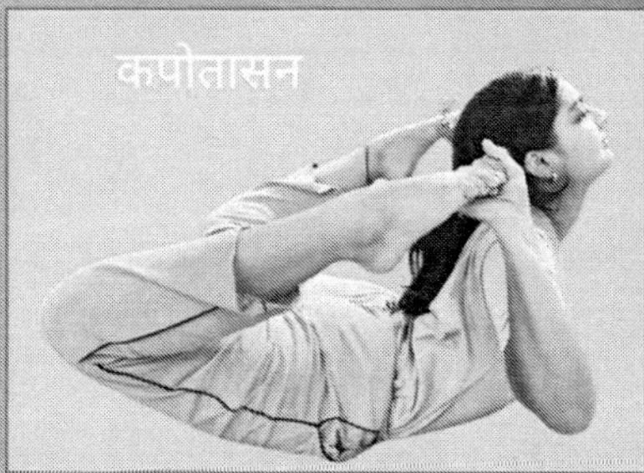
कपोतासन

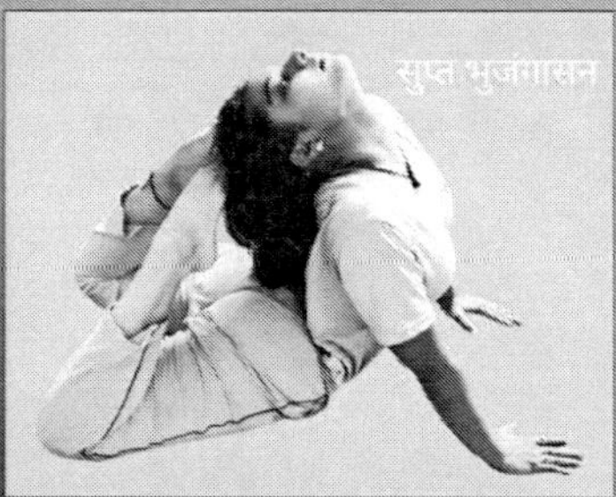
सुप्त भुजंगासन

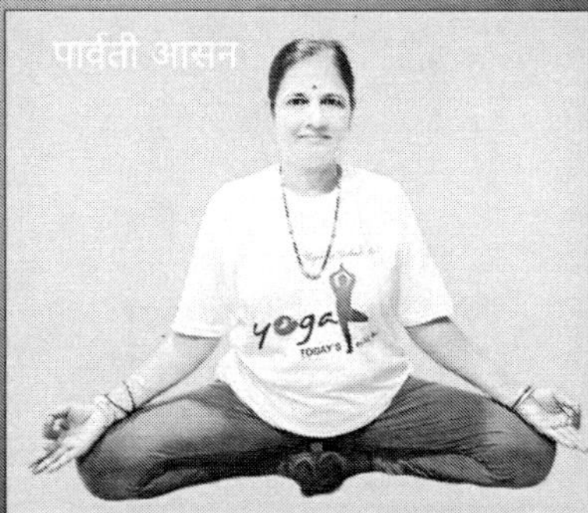
पार्वती आसन

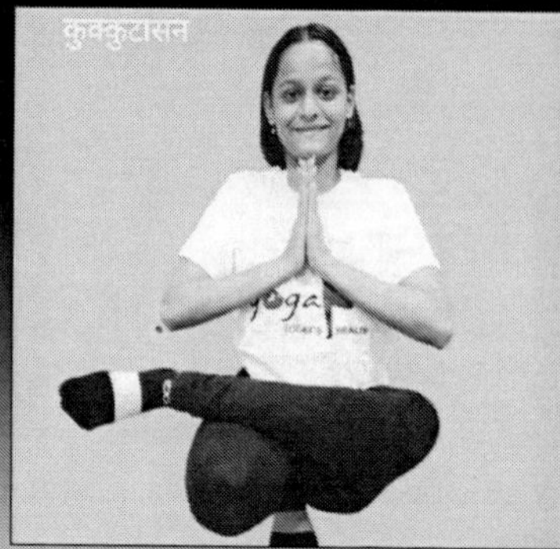
कुक्कुटासन

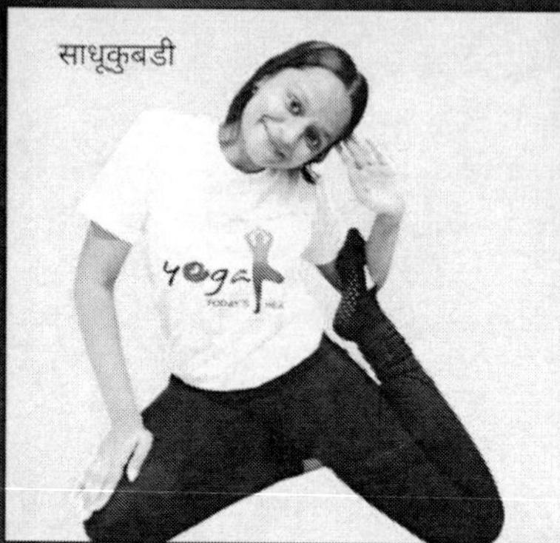
साधूकुबडी

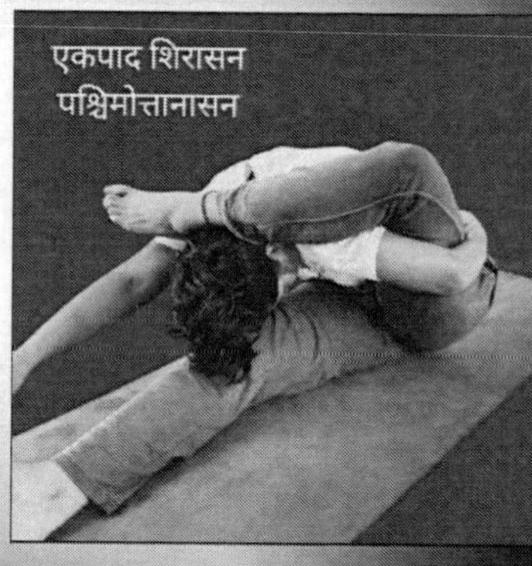
एकपाद शिरासन पश्चिमोत्तानासन

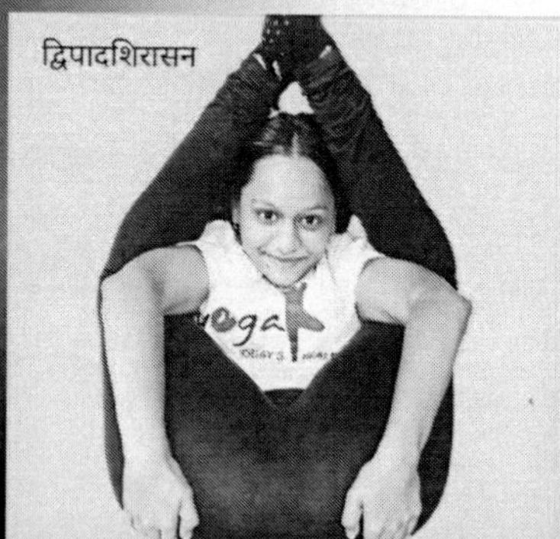
द्विपादशिरासन

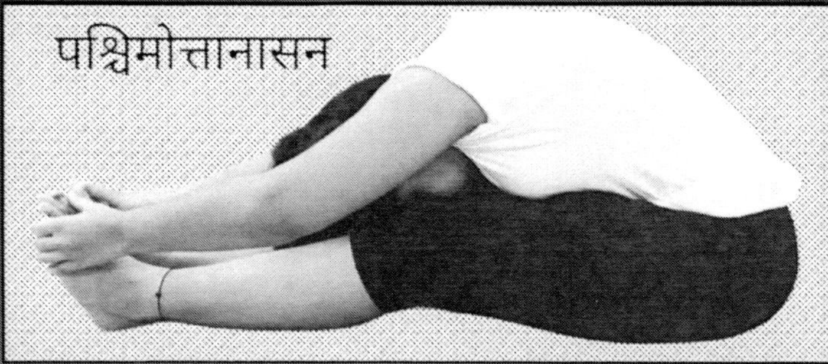
पश्चिमोत्तानासन

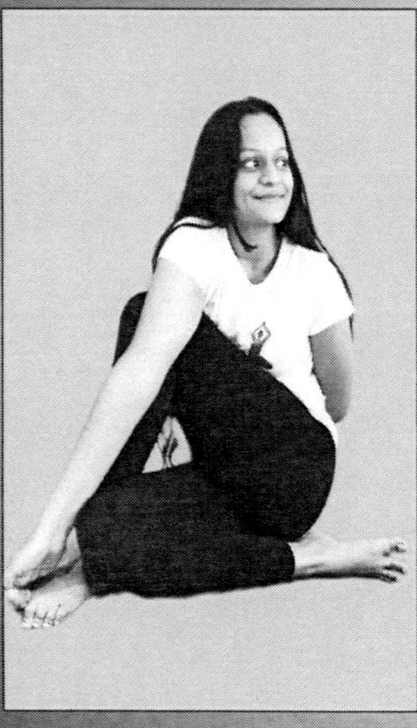

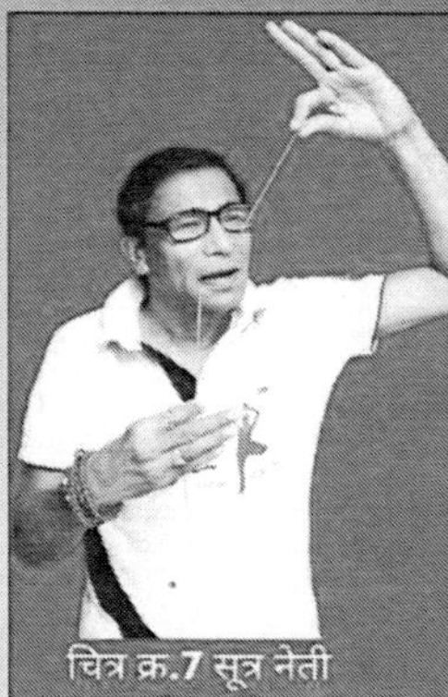
चित्र क्र.7 सूत्र नेती

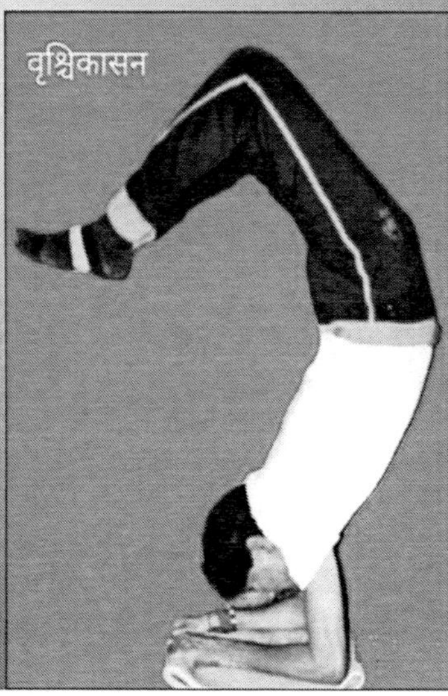
वृश्चिकासन